JN000678

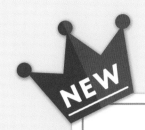

はじめての
循環器看護

"なぜ"からわかる、ずっと使える！

［監修］**山下武志**
公益財団法人 心臓血管研究所 所長
［編著］**公益財団法人 心臓血管研究所付属病院**

MC メディカ出版

🐾 はじめに 🐾

　はじめてのこと……興味や不安の入り混じった複雑な感情を誰もが抱くものです。きっとその中でも、「循環器病棟への配属」は、あなたにとって大きなはじめての出来事でしょう。自分で希望したにせよ、しなかったにせよ、同じように循環器看護に没頭する日がやってきます。

　病棟にいると、先輩看護師はなんでもよく知っていそうですが、先輩たちが忙しそうにしている中、初心者じみた質問をすることが、はばかれるかもしれません。そのような中で毎日をこなしていると、仕事にも少しずつ慣れ、なんとか不安な気持ちも薄れていく……もし、こんな毎日だったら、つまらなくありませんか？

　もっと仕事を面白く、もっと働いた実感がある生活にしてみませんか？ はじめてのことに抱いた不安ではなく、興味をもっと大きくしてみましょう。先輩看護師もあなたと同じように、何でも知っているわけではなく、いつ何が起こるかわからないという不安を抱いているはずです。しかし、そのような毎日に患者の回復や自分の成長を実感しているからこそ、楽しく働いているように見えるのです。

　興味を最大限にするコツは、毎日あなたが出会う何気ない小さな出来事を大事にすること、それを仲間とコミュニケーションすること、の二つだけです。経験を人と共有するためのコミュニケーションには、少しばかりの知識があれば十分です。

　本書はこのようなコミュニケーションのための知識をまとめたものです。心臓血管研究所付属病院という、少し堅めの名称をもつ職場で働く専門病院のスタッフたちが和気あいあいと働く中で共有している情報です。

　だから、1ページ目から読む必要はありません。あなたが今日経験した、病気、検査、治療のページから紐解いてみましょう。明日は、その知識を糧にもっと仲間とコミュニケーションができているはずです。そしてコミュニケーションによって得られる自信が、患者の視点や経験にも興味を広げてくれることでしょう。循環器診療は、どの診療科よりも目に見えて患者が良くなっていくことを実感できる分野ですからなおさらです。

　そんな経験の積み重ねで、気づけばあなたも何でも知っているかのように楽しくいきいきと働く先輩看護師になっていく……私はあなたに、とっても期待しています！

　2022年3月

公益財団法人 心臓血管研究所 所長　山下武志

Contents

🐾 ダウンロードして理解度が確認できる振り返りテスト 🐾

問題、解説、解答用紙がダウンロードできます。プリントアウトして、復習や知識の整理にご活用ください。

・本書の情報は2022年2月現在のものです。
・本書で紹介した手順や器械・物品などは執筆者の実践に基づくものです。適宜、院内マニュアルや関連ガイドラインを確認してください。本書の編集・制作に際しては、最新の情報を踏まえ正確を期すよう努めておりますが、本書の記載内容によって不測の事故等が生じた場合、著者および当社はその責を負いかねますことをご了承ください。
・本書に記載している薬剤等の使用にあたっては、必ず最新の添付文書を確認してください。

執筆者一覧

監 修

山下武志　公益財団法人 心臓血管研究所 所長

編 著

公益財団法人 心臓血管研究所付属病院

執 筆

序章

対馬圭子　公益財団法人 心臓血管研究所付属病院 看護部長 兼 手術室・心臓カテーテル室師長
（ほか、各章看護師長）

1章

岸上大輝　公益財団法人 心臓血管研究所付属病院 循環器内科

2章 ❶〜❷

藤井恵美　公益財団法人 心臓血管研究所付属病院 循環器内科

3章

伊藤美由希　公益財団法人 心臓血管研究所付属病院 4階病棟
川瀬聖子　同 4階病棟
牧野奈緒美　同 4階病棟師長

4章 ❶〜❷

吉澤あすみ　公益財団法人 心臓血管研究所付属病院 3階病棟
前田佳苗　同 3階病棟
武藤瑞穂　同 3階病棟師長

5章 ❶〜❷

廣田尚美　公益財団法人 心臓血管研究所付属病院 循環器内科

6章 ❶

〈胸部X線検査／心エコー検査〉

張 俊逸 　公益財団法人 心臓血管研究所付属病院 循環器内科

〈冠動脈CT検査／冠動脈カテーテル検査・治療〉

岸 幹夫 　同 循環器内科 副医長

〈カテーテルアブレーション〉

有田卓人 　同 循環器内科 副医長

6章 ❷

〈胸部X線検査時の看護／エコー検査時の看護／冠動脈CT検査時の看護〉

長岡 唯 　公益財団法人 心臓血管研究所付属病院 外来看護室

箕輪直子 　同 外来室長

〈冠動脈カテーテル検査・治療時の看護／カテーテルアブレーション治療中の看護〉

金木麻希 　同 手術室・心臓カテーテル室 主査

今水流彩乃 　同 手術室・心臓カテーテル室 主査

対馬圭子 　同 看護部長兼手術室・心臓カテーテル室師長

7章 ❶

〈IABP ／ PCPS〉

田畑達也 　公益財団法人 心臓血管研究所付属病院 循環器内科

〈ペースメーカ〉

八木直治 　同 循環器内科 副医長

7章 ❷

小林純子 　公益財団法人 心臓血管研究所付属病院 HCU 主査

羽野田真里香 　同 HCU

村中晴美 　同 HCU

小林智明 　同 HCU 師長

8章

堀 光一朗 　公益財団法人 心臓血管研究所付属病院 循環器内科

序章

ケースとチャートで見る
循環器疾患対応の流れ

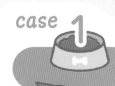

case **1**

急性心筋梗塞

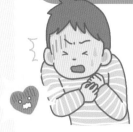

胸痛出現！

>>>>>

救急車で来院

モニター装着、12誘導心電図、採血、バイタルサインなどを迅速に
チェックし、同時に末梢静脈ライン確保、酸素投与（必要時）なども行う

3章
循環器系の症状・
観察ポイント
➡ p.46 参照

急性心筋梗塞の
診断

2章-2
主な循環器疾患の特徴：
虚血性心疾患
➡ p.23 参照

5章
見落としてはいけない
心電図波形
➡ p.78 参照

点滴開始、検査着へ着替え、四肢A触知確認、弾性ストッキング装着、膀胱留置
カテーテルへ変更、DAPT（Dual Anti-Platelet Therapy：抗血小板薬2剤併用療
法）開始、アレルギーの有無確認、などを迅速に行い緊急でカテーテル室に出棟

4章-2
主な疾患別・
看護のポイント：
虚血性心疾患
➡ p.65 参照

8章
循環器の重要薬剤15
➡ p.128 参照

カテーテル室にて治療

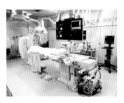

6章
循環器の検査
➡ p.92参照

7章
循環器の機器
➡ p.108参照

帰室

モニター装着、12誘導心電図、バイタルサインなどのチェック、点滴指示の確認、
穿刺部位の出血、腫脹、疼痛の有無などの確認、酸素投与（必要時）、安静度の確認
3〜4時間ごと（医師の指示で変更有）に採血、12誘導心電図を施行する

4章-2
主な疾患別・
看護のポイント：
虚血性心疾患
➡ p.65 参照

心筋酵素がピークアウト
したら食事開始

心筋酵素ピークアウト後随時
心臓リハビリテーション開始

状態が安定したら退院

退院前に栄養指導などの
日常生活指導を行う

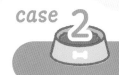

case 2 心室粗動

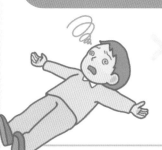

救急車で来院

意識消失！

> **3章**
> 循環器系の症状・
> 観察ポイント
> ➡ p.46 参照

モニター装着（モニター上VT）、意識レベルの確認

> **5章**
> 見落としてはいけない
> 心電図波形
> ➡ p.78 参照

意識レベルあり

意識レベルなし

12誘導心電図、採血、バイタルサインなどを
迅速にチェックし、同時に末梢静脈ライン確保、
酸素投与（必要時）なども行う

ただちに心肺蘇生

> **2章-2**
> 主な循環器疾患の特徴：
> 不整脈
> ➡ p.25 参照

> **8章**
> 循環器の重要薬剤15
> ➡ p.128 参照

状況によって抗不整脈薬の点滴、
電気的除細動などを行う

> **4章-2**
> 主な疾患別・
> 看護のポイント：
> 不整脈
> ➡ p.66 参照

心室粗動発生の原因検索

> **6章**
> 循環器の検査
> ➡ p.92参照

原因に合わせた治療

> **7章**
> 循環器の機器
> ➡ p.108参照

退院前に栄養指導
などの日常生活
指導を行う

状態が安定したら退院

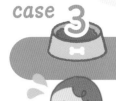

case **3**

急性心不全

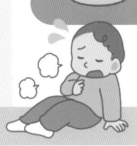

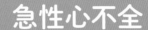
救急車で来院

息苦しさ、 胸苦しさ、
呼吸困難感等出現

> **3章**
> 循環器系の症状・
> 観察ポイント
> ➡p.46 参照

心電図モニター、SpO$_2$モニター装着、胸部レントゲン、採血、心臓超音波検査、12誘導心電図、バイタルサインなどを迅速にチェックし、同時に末梢静脈ライン確保、酸素投与などを行う

> **5章**
> 見落としてはいけない
> 心電図波形
> ➡p.78 参照

急性心不全の
診断

> **2章- 2**
> 主な循環器疾患の特徴：
> 心不全
> ➡p.27 参照

症状、状態に合わせて輸液療法、酸素療法（非侵襲的陽圧療法：NPPVなどを含む）、服薬療法、安静療法、食事療法などを行う

> **4章- 2**
> 主な疾患別・
> 看護のポイント：
> 心不全
> ➡p.68 参照

心不全の原因検索

原疾患により
方針を検討

> **6章**
> 循環器の検査
> ➡p.92参照

原因検索しながらの治療を継続

> **7章**
> 循環器の機器
> ➡p.108参照

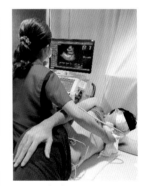
心エコー検査

状態が安定してきたら心臓リハビリテーション
開始（病状によってできない場合あり）

> **4章- 2**
> 主な疾患別・
> 看護のポイント：
> 心不全
> ➡p.68 参照

退院前に心不全指導、
栄養指導などの日常生活指導を行う

状態が安定したら退院

（対馬圭子、ほか各章看護師長）

1章

循環器の解剖と生理

循環器の解剖と生理

心臓の解剖と生理は病気の病態を理解するために非常に重要です。心臓の構造、血液循環、弁の仕組みなど、基本的なことから一つずつおさえていきましょう。

🐾 心臓の役割とは？

● 心臓は、収縮と拡張を繰り返すことによって、全身に血液を送るポンプの役割をしています。これがなんらかの形で破綻することで心不全を生じます。

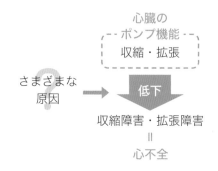

🐾 心臓の形について知ろう

心臓の大きさと位置は？

● 心臓は握りこぶし大の臓器で、重量は 250～300g 程度です。
● 位置は、胸骨と第 2～6 肋間の背面にあり、心臓の先（心尖）は左側を向いています。つまり心臓は基本、真ん中にあるということです。
● そのため、心臓マッサージ（胸骨圧迫）は胸の真ん中を強く押します。

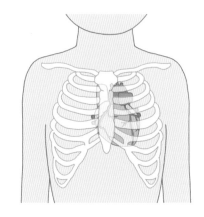

心臓の解剖

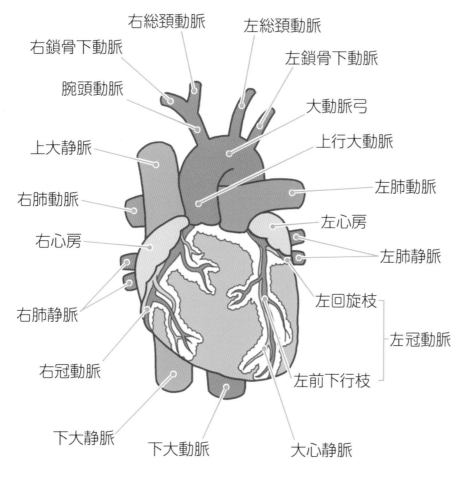

右総頸動脈
左総頸動脈
右鎖骨下動脈
左鎖骨下動脈
腕頭動脈
大動脈弓
上大静脈
上行大動脈
右肺動脈
左肺動脈
右心房
左心房
左肺静脈
右肺静脈
左回旋枝
左冠動脈
右冠動脈
左前下行枝
下大静脈
下大動脈
大心静脈

注目！
- 図は心臓の周囲の構造物を含めたイラストです。
- 筋肉（心筋）だけでなく、さまざまな血管（動静脈）と密接に関わっています。

心臓の構造

- 心臓は左右・上下4つの部屋に分かれます。上の部屋を心房、下の部屋を心室といい、それぞれ心房中隔、心室中隔によって左右に分けられています。
- 4つの部屋にはそれぞれ扉があり、弁といいます。この弁があることによって血液が逆流してしまうのを防いでいます。
- 右心房、右心室の扉を三尖弁、左心房、左心室の扉を僧帽弁といいます。
- また、右心室からは肺動脈、左心室からは大動脈が出ており、それぞれ肺動脈弁、大動脈弁によって仕切られています。
- これらの弁に不具合を生じ逆流や狭窄などが起きることを、心臓弁膜症といいます。

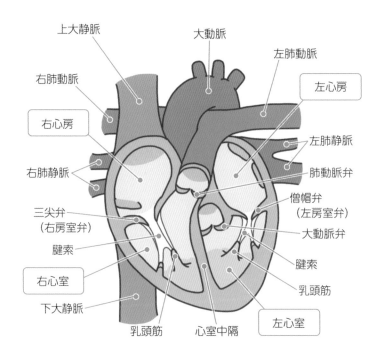

上大静脈　　大動脈　　左肺動脈　　左心房

右肺動脈　　右心房　　左肺静脈　　肺動脈弁

右肺静脈　　三尖弁（右房室弁）　　僧帽弁（左房室弁）　　大動脈弁

腱索　　右心室　　下大静脈　　乳頭筋　　心室中隔　　左心室　　腱索　　乳頭筋

🐾 血液循環と血管について知ろう

▰ 体循環と肺循環

- 全身の血液循環は、体循環と肺循環に分類されます。
- **体循環**：左室→大動脈→全身→静脈→上・下静脈→右心房と流れます。左心室から全身の各臓器に動脈血が送られ、組織でガス交換がなされ静脈血となり、右心房に戻る循環です。
- **肺循環**：右心室→肺動脈→肺→肺静脈→左心房と流れます。右心室から肺に送られ、肺胞でガス交換を行って動脈血となり、左心房へ戻る循環です。

動脈と静脈、動脈血と静脈血を整理しよう
　動脈：心臓から血液がでていく血管
　静脈：心臓に血液が戻ってくる血管
　動脈血：酸素が多く含まれる血液
　静脈血：二酸化炭素が多く含まれる血液
つまり、肺動脈には静脈血が流れ、肺静脈には動脈血が流れています。

体循環と肺循環

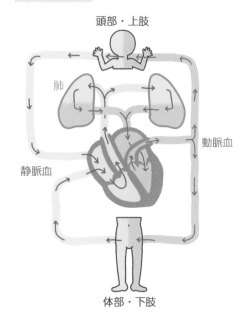

頭部・上肢

肺

動脈血

静脈血

体部・下肢

動脈と静脈の構造の違い

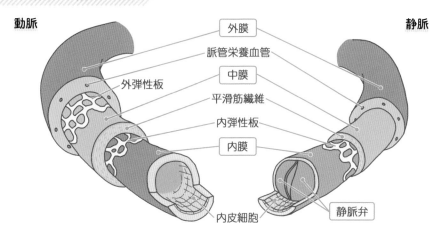

動脈の構造

- 動脈の血管壁は内膜・中膜・外膜の3層構造です。
- 内膜は内皮細胞の層が結合組織を覆っています。
- 中膜は多量の平滑筋と弾性繊維を主成分とする少量の結合組織が混在します。
- 外膜は結合組織と血管を養う脈管栄養血管があります。
- また、中膜と内膜の間に内弾性板、中膜と外膜の間に外弾性板があります。

静脈の構造

- 静脈の血管も3層ですが、動脈と比較し平滑筋と弾性繊維は少なく、壁は薄く伸展性に富みます。
- また特徴的な点として、血液逆流防止のための静脈弁があります。

心臓の弁の仕組み

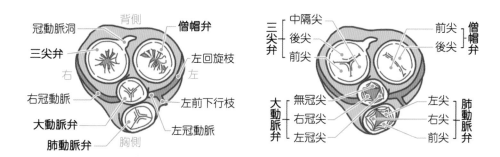

大動脈弁

- 大動脈弁は、左心室から大動脈の間にある弁です。右冠尖、左冠尖、無冠尖と呼ばれる3つの弁尖から成り立っています。
- 半月弁の構造であるため、腱索や乳頭筋との接続はありません。
- 大動脈弁は左心室が収縮すると同時に開き、血流を大動脈へ送り出し、左心室が拡張すると同時に閉じて血液の逆流を防止しています。

僧帽弁

- 僧帽弁は、左心房と左心室の間にある弁で、前尖と後尖の2つから成っています。
- 弁の先端は左心室側にあり、先端から腱索が出て心室壁の乳頭筋とつながっています。
- 収縮期には高い圧力がかかりますが、この腱索のおかげで弁は左心室壁に開き、閉じる際には弁が左心房側に反転しないような構造となっています。

- 左心室の拡張が開始すると同時に開き、左心室内に血液を引き込みます。また、左心室が収縮すると同時に閉じて左房の血流が逆流しないように働いています。

三尖弁
- 三尖弁は、右心房と右心室の間にある弁です。
- 右心室の拡張期に開き、右心室が収縮すると同時に閉じて右心房へ逆流しないように働いています。
- 前尖、中隔尖、後尖といわれる3つの弁尖から成っており、弁の先端は右心室側にあり、僧帽弁同様に先端から腱索がでて心室壁の乳頭筋とつながっています。

肺動脈弁
- 肺動脈弁は、心臓の右心室から肺動脈への血流の流出路にある弁です。
- 右心室が収縮すると同時に開いて血液を肺動脈へ送り出し、右心室が拡張すると同時に閉じて血液の逆流を防止しています。
- 前尖、左尖、右尖といわれる3つの弁尖から成っています。

冠動脈の走行と役割

- 心臓は全身に血液を送り出すポンプの役割をしていますが、心臓自体も筋肉であり、仕事をするために心筋に酸素や栄養を供給する血管が流れています。それが冠動脈です。
- 大動脈弁のすぐ上から左右の冠動脈が出ており、左バルサルバ洞から左冠動脈が分岐し、右バルサルバ洞から右冠動脈が分岐します。
- 左冠動脈は2本の枝に分かれますが、分かれる前の部分を左主幹部といいます。養っている範囲が広く非常に重要な部分です。
- その後、左冠動脈は、心臓の前面を走る左前下行枝と、後方（房室間溝）を走行する左回旋枝に分かれます。左前下行枝は心室中隔、前壁、心尖部に、左回旋枝は側壁、後壁に、酸素とエネルギーを供給します。
- 右冠動脈は右心室、後壁および下壁に供給します。
- また、冠動脈で供給された血液は最終的に背側の冠静脈洞に集まり、右心房に戻ります。

冠動脈の走行

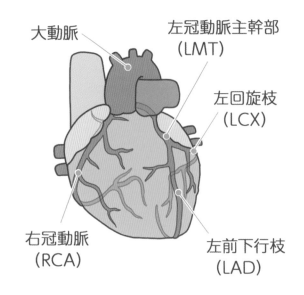

冠動脈の AHA 分類

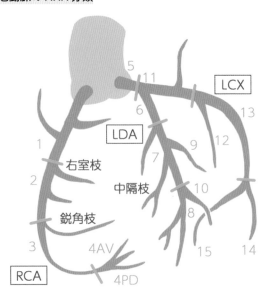

番号	部位
1	RCA 起始部から右室枝まで
2	右室枝から鋭角枝まで
3	鋭角枝から後下行枝（PD）まで
4AV	房室結節枝（AV）
4PD	後下行枝（PD）
5	左冠動脈主幹部（LMT）
6	LAD 起始部から第 1 中隔枝まで
7	第 1 中隔枝から第 2 対角枝（D2）まで
8	第 2 対角枝（D2）LAD 末梢まで
9	第 1 体格枝（D1）
10	第 2 体格枝（D1）
11	LCX 起始部から鈍角枝(OM)まで
12	鈍角枝（OM）
13	鈍角枝から後側壁枝（PL）まで
14	後側壁枝（PL）
15	後側壁枝（PL）から LCX 末梢まで

注目！

● 冠動脈が狭窄・閉塞することにより、狭心症・心筋梗塞を生じます。心筋梗塞の際には血管の領域に沿って心筋が壊死してしまいます。

● 逆に言うと、心筋と冠動脈の支配領域を一致させておけば、心筋梗塞発症時に心エコーで責任血管の同定に役立ちます。

全身の血管

● 心臓から送られた血液が流れる動脈・静脈についても重要なものをおさえておきましょう。

全身の主な動脈

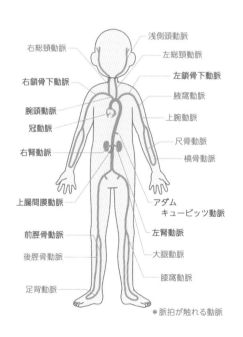

浅側頭動脈
右総頚動脈
左総頚動脈
左鎖骨下動脈
右鎖骨下動脈
腋窩動脈
腕頭動脈
上腕動脈
冠動脈
尺骨動脈
右腎動脈
橈骨動脈
上腸間膜動脈
アダムキュービッツ動脈
左腎動脈
前脛骨動脈
大腿動脈
後脛骨動脈
膝窩動脈
足背動脈

＊脈拍が触れる動脈

全身の主な静脈

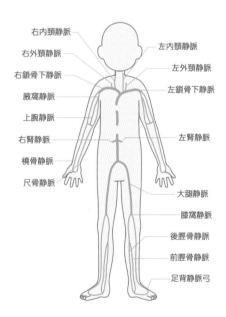

右内頚静脈
左内頚静脈
右外頚静脈
左外頚静脈
右鎖骨下静脈
左鎖骨下静脈
腋窩静脈
上腕静脈
右腎静脈
左腎静脈
橈骨静脈
尺骨静脈
大腿静脈
膝窩静脈
後脛骨静脈
前脛骨静脈
足背静脈弓

- また毛細血管は、組織内で網目状の毛細血管床を形成し、動脈系と静脈系をつないでいます。
- 毛細血管ではその壁を通して、毛細血管 - 組織間のガス交換や物質交換が行われています。

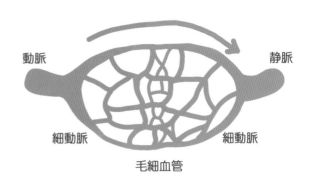

🐾 心臓を動かす信号 "刺激伝導系" について知ろう

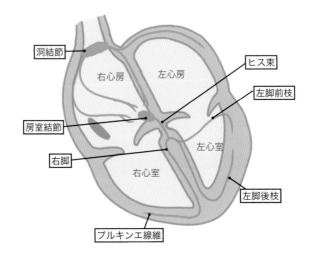

- 心臓が血液を送り出すポンプの役割を果たすために、リズムよく収縮と拡張を繰り返しています。心臓を収縮させるためには、電気刺激が回路を通って心臓全体を伝わります。このリズムを作り出しているのが "刺激伝導系" といいます。
- 刺激伝導系は、①洞結節〜②心房筋〜③房室結節・ヒス束〜④右脚・左脚〜⑤プルキンエ線維へと伝わります。
- 少しくわしく解説すると、洞結節は周期的に自発興奮を生じ、心拍数を規定します。
- 洞結節で作り出された電気興奮が心房を伝搬し房室結節に到達します。
- 電気興奮は減衰伝導特性によりゆっくりと房室結節内を伝導し、心房から心室へ血液の移動に重要な役割を果たします。
- 興奮が房室結節からヒス束を過ぎると、右脚、左脚前肢・左脚後枝に分かれて心筋全体広がり心室を収縮させます。
- このヒス束〜プルキンエ線維と呼ばれる特殊な細胞の集まりは、伝導速度が速く、わずか 0.1 秒で心室全体に興奮を伝えることができます。
- この刺激伝導系がうまく作用しなくなることを "不整脈" と定義します。
- 例えば、洞結節の障害により生じる洞不全症候群や心房から心室への興奮伝導が遅延するものを「房室ブロック」といいます。また、心房からの興奮が洞結節と無関係に心室へ伝導すると「心房細動」となります。

（岸上大輝）

2章

循環器疾患の特徴

① 循環器疾患の危険因子

ここでは、循環器疾患に共通する危険因子と虚血性心疾患の危険因子について解説します。それぞれの疾患の解説を読む前に、しっかりおさえておきましょう。

循環器疾患の危険因子

- 生活習慣病（高血圧・脂質異常症・糖尿病・高尿酸血症など）を合併している患者さんが多いです。
- 慢性腎臓病（CKD）も合併している患者さんも多いです。
- 食生活・運動不足・喫煙・飲酒・ストレスなどの生活習慣・生活環境は、循環器疾患に影響を与えます。
- 加齢や遺伝的要因も、循環器疾患発症に関与します。

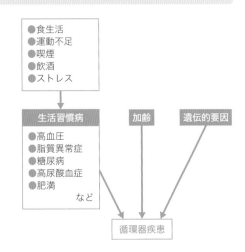

虚血性心疾患の危険因子

- 循環器疾患のうち重要な、虚血性心疾患では、図のような危険因子が判明しています。
- 危険因子を、食事療法・運動療法・禁煙・薬物療法を指導することで、改善していくことが大切になります。

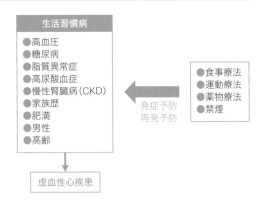

（藤井恵美）

② 主な循環器疾患の特徴

ここでは、主な循環器疾患について、新人ナースがおさえておきたい基本的な特徴と治療の流れだけに絞って、その要点を解説します。まず、疾患の全体像をしっかり把握するようにしてください。

🐾 虚血性心疾患

虚血性心疾患はどんな疾患？

● 冠動脈の閉塞・狭窄により、心筋への血流が阻害され、心筋における酸素需要を満たす供給が得られず、心臓に障害が生じる疾患です。

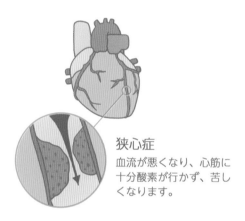

狭心症
血流が悪くなり、心筋に十分酸素が行かず、苦しくなります。

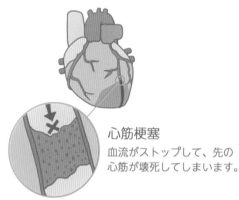

心筋梗塞
血流がストップして、先の心筋が壊死してしまいます。

虚血性心疾患の特徴

注目！

● 胸痛が、前胸部中央から左側にかけて比較的広い範囲に生じ、痛い場所を特定できないことも多いです。
● 圧迫されるような感じ、締め付けられるような感じ、重苦しい感じが多いです。
● 首や喉・顎、左腕や左肩、背中に痛みを感じることもあります。

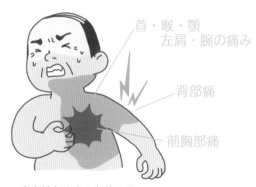

首・喉・顎
左肩・腕の痛み

背部痛

前胸部痛

虚血性心疾患の危険因子
・高齢
・男性
・高血圧、糖尿病、高LDL コレステロール血症
・慢性腎障害（透析）
・肥満
・喫煙歴

- 待機的診断・治療を要する安定労作性狭心症と、可及的速やかな治療を要する急性冠症候群（急性心筋梗塞・不安定狭心症）があります。
- 高齢者、糖尿病患者、心筋梗塞の既往のある患者さんでは、胸痛がないこともあります（無症候性心筋虚血）。
- 胸痛の持続時間は数分以内のことが多く、労作時に生じ、安静や硝酸薬使用で数分以内に消失することが多いです。

虚血性心疾患の基本的な治療の流れ

- 心電図で ST 低下・ST 上昇を認める場合は、緊急カテーテル検査・治療を検討します。
- 血液検査で CK、CK-MB、トロポニンなどの上昇があれば、心筋梗塞の診断にて、緊急カテーテル検査・治療を行います。
- 経胸壁心エコー検査で、心室の壁運動低下の有無を調べます。
- 緊急性のない安定労作性狭心症が疑われる場合は、冠動脈 CT や負荷心筋血流イメージング検査を検討します。
- 緊急カテーテル検査で冠動脈造影検査を行い、有意狭窄を認めた場合は、血行再建治療を行います。血行再建治療には、循環器内科で行う経皮的冠動脈形成術（PCI）と、心臓外科で行う冠動脈バイパス術（CABG）があります。PCI では、薬剤溶出性ステント留置術、バルーン拡張術、血栓吸引術などが行われます。

経皮的冠動脈形成術（PCI）による血行再建治療

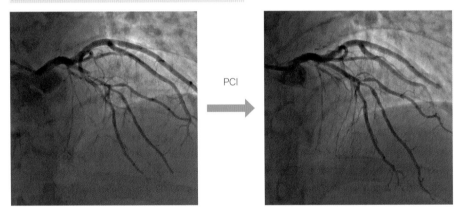

PCI

- 虚血性心疾患の診断となれば、抗血小板薬を内服開始します。
- LDL コレステロールを 70 mg/dL 未満に抑えることが、再発予防に大切なため、スタチンなどで高 LDL コレステロール血症のコントロールを行います。
- 心不全徴候や左室機能低下を認める患者さんには、β遮断薬、レニン・アンジオテンシン・アルドステロン系阻害薬を開始します。
- 心筋梗塞後の患者さんに対しては、治療後早期より心臓リハビリテーションを行います。

🐾 不整脈（頻脈性・徐脈性）

▨ 不整脈はどんな疾患？

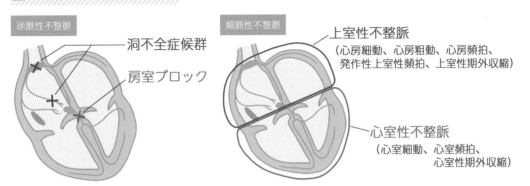

徐脈性不整脈　洞不全症候群　房室ブロック

頻脈性不整脈　上室性不整脈（心房細動、心房粗動、心房頻拍、発作性上室性頻拍、上室性期外収縮）　心室性不整脈（心室細動、心室頻拍、心室性期外収縮）

- 刺激伝導系のどこかに異常が生じて心拍数 50 拍／min 以下になる<u>徐脈性不整脈</u>と、心房・房室接合部・心室から異常な電気信号が生じる<u>頻脈性不整脈</u>があります。

▨ 不整脈の特徴

徐脈性不整脈

洞不全症候群

洞性徐脈（HR 41bpm）＋洞停止（2.2 sec）

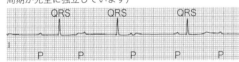

房室ブロック
完全房室ブロック（P 波の周期と QRS の
周期が完全に独立しています）

頻脈性不整脈

上室性不整脈

心房細動

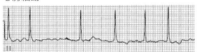

発作性上室性頻拍

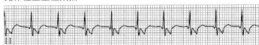

心室性不整脈

心室頻拍

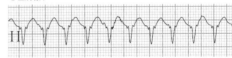

- 徐脈性不整脈・頻脈性不整脈共に、経過観察でよい不整脈と、緊急処置を要する不整脈の両方があります。心電図でそれぞれの不整脈を見分けることが大切です。
- 徐脈性不整脈には、洞結節あるいは洞房伝導の障害による<u>洞不全症候群</u>と、心房から心室への伝導障害による<u>房室ブロック</u>があります。健診で指摘されるなど、自覚症状がないことがほとんどですが、<u>徐脈に伴う脳虚血症状（失神・眼前暗黒感）のある症例では、緊急治療を要する</u>ことがあります。
- 上室性不整脈の多くは原因不明ですが、<u>心室性不整脈は虚血性心疾患や心筋症といった基礎疾患を伴う</u>ことが多いです。<u>十分な心拍出量が保てず、血圧が不安定となり、緊急処置が必要となる</u>こともあります。

不整脈の基本的な治療の流れ

徐脈性不整脈の基本的な治療の流れ

● 徐脈性不整脈では、原因となるような疾患、薬物の使用、電解質異常がないかをまず確認します。失神などの症状がある場合は、ペースメーカ植込みを検討します。突然の房室ブロックは、補充収縮がすぐに出現せず、緊急を要することがあります。

頻脈性不整脈の基本的な治療の流れ

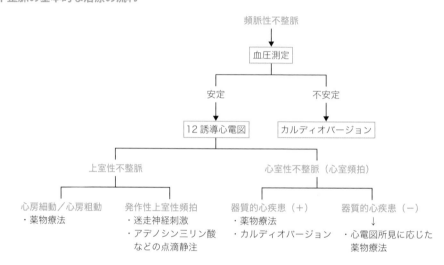

● 頻脈性不整脈で緊急受診となった際は、血圧が不安定となる場合があるので、最初に血圧測定をします。血圧が保たれていれば、12誘導心電図でどの不整脈かを確認し、処置を行います。血圧が保てず意識障害を伴う場合はカルディオバージョンを行う必要があります。

● 発作性上室性頻拍では、迷走神経刺激手技（息こらえ・頚動脈洞マッサージ）で停止しない場合は、薬剤投与（アデノシン三リン酸などの点滴静注）を行います。

● 心室頻拍では、器質的心疾患の有無と心機能を確認し、心電図所見と併せて適切な薬物治療を行います。

● 頻脈性不整脈の慢性期治療としては、薬物療法と、非薬物療法（カテーテルアブレーション・植込み型除細動器）があります。

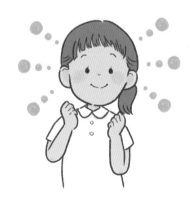

🐾 心不全（急性・慢性）

🔳 心不全はどんな疾患？

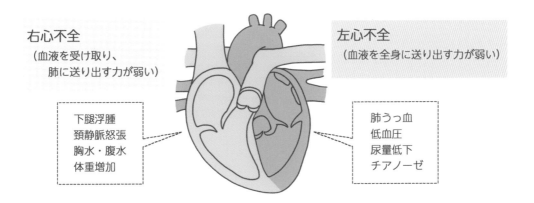

右心不全
（血液を受け取り、
　肺に送り出す力が弱い）

下腿浮腫
頚静脈怒張
胸水・腹水
体重増加

左心不全
（血液を全身に送り出す力が弱い）

肺うっ血
低血圧
尿量低下
チアノーゼ

- 心臓のポンプ機能が低下し、主要臓器の酸素需要に見合うだけの血液量を拍出できない状態です。
- 労作性呼吸困難、息切れ、尿量減少、下腿浮腫などの症状が出現します。

🔳 心不全の特徴

- さまざまな心疾患の結果、心機能が低下して生じるため、原因はさまざまです。
- 心不全のステージは、時間経過によって4つに分けられています。

心不全とそのリスクの進展ステージ

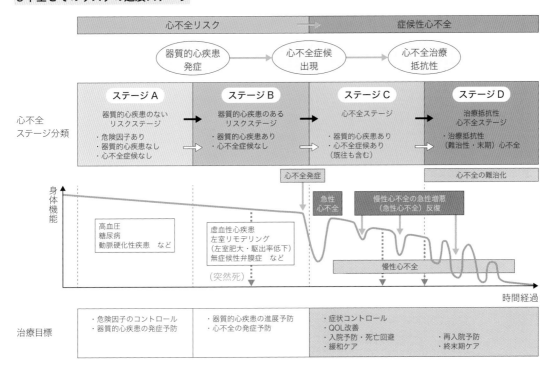

（文献 1，2 より作成）

- 主な自覚症状は、呼吸困難で、初期は労作時だけですが、進行すると安静時にも自覚し、寝ていると苦しくて上体を起こすと改善するという起坐呼吸に至ります。
- 自覚症状の評価には、NYHA 分類が用いられます。

NYHA 分類

I	心疾患を有するが、そのために身体活動が制限されることがない。 日常的な活動では難しい疲労・動悸・呼吸困難・狭心症状はきたさない。
II	心疾患を有し、そのために身体活動が軽度から中等度制限される。 安静時無症状。日常的な活動で疲労・動悸・呼吸困難・狭心症状をきたす。
III	心疾患を有し、そのために身体活動が高度に制限される。 安静時無症状であるが、日常的な身体活動以下の労作で疲労・動悸・呼吸困難・狭心症状をきたす。
IV	心疾患を有し、いかなる身体活動も制限される。 安静時においても心不全あるいは狭心症状を示す。 わずかな労作で症状が増悪する。

- 身体所見としては、聴診でⅢ音、Ⅳ音や、肺野に湿性ラ音を聴取することがあります。また、下腿の圧痕性浮腫や、四肢冷感を認めることもあります。
- 血液検査で BNP 高値、胸部 X 線で心拡大、肺血管陰影の増強、胸水貯留を認めます。心エコー検査で、左室駆出率の低下や、拡張機能の低下を認めます。

心不全の基本的な治療の流れ

- 急性心不全では、重症度を血行動態で評価する Forrester 分類や、より簡易に身体所見で評価する Nohria-Stevenson 分類が用いられています。

Forrester 分類

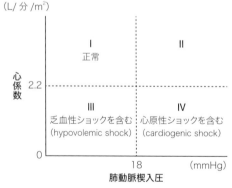

(文献 3, 4 より作成)

Nohria-Stevenson 分類

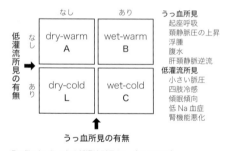

Profile A：うっ血や低灌流所見なし（dry-warm）
Profile B：うっ血所見はあるが低灌流所見なし（wet-warm）
Profile C：うっ血および低灌流所見を認める（wet-cold）
Profile L：低灌流所見を認めるがうっ血所見はない（dry-cold）

(文献 3, 5 より作成)

- 初期治療においては、初診時の収縮期血圧で病態を予測し速やかに治療を開始するための、クリニカル・シナリオ（CS）が用いられることもあります。

急性心不全に対する初期対応における分類

CS 分類				
分類	CS 1	CS 2	CS 3	CS 4	CS 5
主病態	肺水腫	全身性浮腫	低灌流	急性冠症候群	右心機能不全
収縮期血圧	> 140 mmHg	100～140 mmHg	< 100 mmHg	−	−
病態生理	● 充満圧上昇による急性発症 ● 血管性要因が関与 ● 全身性浮腫は軽度 ● 体液量が正常または低下している場合もある	● 慢性の充満圧 / 静脈圧 / 肺動脈圧上昇による緩徐な発症 ● 臓器障害 / 腎障害 / 貧血 / 低アルブミン血症 ● 肺水腫は軽度	● 発症様式は急性あるいは緩徐 ● 全身性浮腫 / 肺水腫は軽度 ● 低血圧 / ショックの有無により 2 つの病型あり	● 急性心不全の症状・徴候 ● トロポニン単独の上昇では CS 4 に分類しない	● 発症様式は急性あるいは緩徐 ● 肺水腫なし ● 右室機能障害 ● 全身的静脈うっ血徴候

（文献 6, 7 より作成）

これも覚えておこう！

CS 分類に沿った急性心不全の治療
CS1：血管拡張薬＋利尿薬
CS2：利尿薬＋血管拡張薬
CS3：[病態に応じて] 補液、強心薬、血管収縮薬。
　　　[心原性ショック時（SBP < 90 mmHg）] 薬物治療＋補助循環
CS4：血管拡張薬、PCI、IABP
CS5：利尿薬

- SpO$_2$ 95% 以上を目指し、酸素療法を行います。鼻カニューレやマスクで酸素化が改善しない場合は、非侵襲的陽圧換気療法（NPPV）を用います。
- 収縮期血圧が 100 mmHg 未満で臓器低還流所見がある場合は、強心薬投与を行います。収縮期血圧が保たれていれば、血管拡張薬の使用を検討します。利尿薬により、うっ血を改善させることができます。
- 体重増加は心不全増悪の指標となります。慢性期には、塩分制限食（1 日塩分量 6 g 以下）を順守するよう、患者さん自身が体重測定を行い増加がないよう自己管理することが大切になります。
- 左室駆出率の低下した慢性心不全患者さんには、アンジオテンシン変換酵素阻害薬 / アンジオテンシンⅡ受容体拮抗薬、ARNI、β遮断薬、抗アルドステロン薬、SGLT2 阻害薬にて心機能の維持を図ります。必要時には、利尿薬や経口強心薬を投与します。

弁膜症（大動脈弁・僧帽弁）

弁膜症はどんな疾患？

- 心房と心室、心室と大動脈 / 肺動脈の間にある、大動脈弁・僧帽弁・三尖弁・肺動脈弁に、何らかの原因で狭窄あるいは逆流が生じることで、急性あるいは慢性に、心不全症状などを引き起こす疾患です。

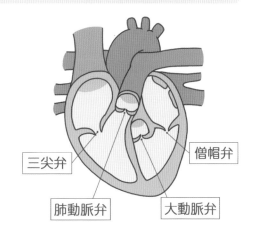

三尖弁　僧帽弁　肺動脈弁　大動脈弁

■ 弁膜症の特徴

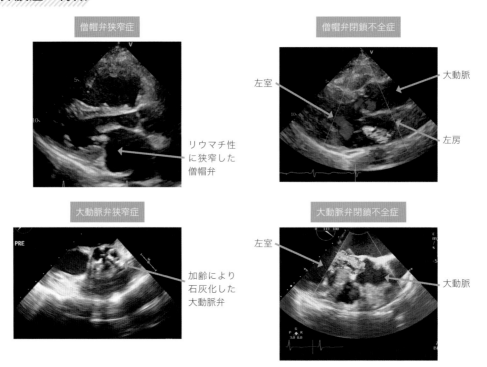

僧帽弁狭窄症
リウマチ性
に狭窄した
僧帽弁

僧帽弁閉鎖不全症
左室
大動脈
左房

大動脈弁狭窄症
PRE
加齢により
石灰化した
大動脈弁

大動脈弁閉鎖不全症
左室
大動脈

- 僧帽弁・大動脈弁の狭窄・逆流が重度になると、心不全症状や狭心症状を引き起こすことが多いですが、三尖弁・肺動脈弁の異常のみで症状が出現し治療に至ることはあまりありません。
- 僧帽弁狭窄症：成人では、リウマチ性や高齢者の弁輪石灰化による狭窄により、左房から左室への血液流入が障害され、肺うっ血や肺高血圧症を引き起こします。心房細動や三尖弁閉鎖不全症も合併します。胸骨第 3 肋間で I 音亢進、心尖部で拡張中期雑音を聴取します。
- 僧帽弁閉鎖不全症：一次性（腱索断裂など）と、二次性（左室拡大や心房細動による左房拡大に伴う弁輪拡張による）があります。急性発症では心原性ショックをきたすことがあります。I 音減弱、心尖部で汎収縮期雑音を聴取します。
- 大動脈弁狭窄症：リウマチ性や二尖弁、高齢者の退行性変化に伴う狭窄により、狭心症状などを引き起こします。胸骨右縁で収縮期駆出性雑音を聴取し、頚部にも放散することがあります。
- 大動脈弁閉鎖不全症：リウマチ性や加齢、上行大動脈拡大により、拡張期に大動脈から左室に逆流が生じる疾患です。一般的に緩徐に進行し、左室の肥大・拡大をきたします。胸骨左縁第 2・3 肋間で拡張期逆流性雑音を聴取します。

■ 弁膜症の基本的な治療の流れ

- 心エコー検査での弁膜症の重症度評価に加えて、症状や左室駆出率・左室径などを加味し、日本循環器学会のガイドラインに基づいて、インターベンションの適応を決定します。
- インターベンションには、外科手術と経皮的カテーテル治療があります。外科手術には、弁置換術、弁形成術などがあります。経皮的カテーテル治療としては、従来から行われていた僧帽弁狭窄症に対する経皮経静脈的僧帽弁交連切開術（PTMC）に加えて、最近では、僧帽弁閉鎖不全症に対する MitraClip®（経皮的僧帽弁接合不全修復術）、大動脈弁狭窄症に対する TAVI（経カテーテル的大動脈弁留置術）が行われる機会が増えてきています。

🐾 心筋症

▰ 心筋症はどんな疾患？

● 心臓の筋肉の病気で、さまざまな原因で生じるものがあります。原発性のもの（拘束型心筋症、肥大型心筋症、拡張型心筋症、不整脈原性右室心筋症）と、全身疾患に伴う二次性のもの（心アミロイドーシス、ファブリー病、心サルコイドーシスなど）があります。

心筋症診療ガイドラインにおける心筋症の定義と分類 [8]

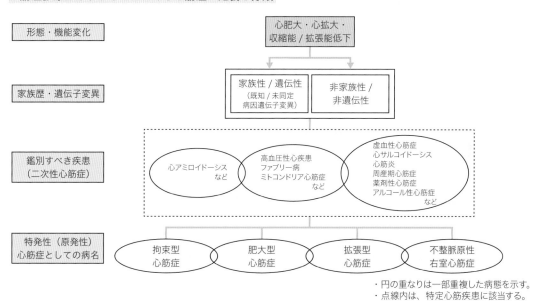

```
形態・機能変化                    心肥大・心拡大・
                                収縮能 / 拡張能低下

家族歴・遺伝子変異         家族性 / 遺伝性      非家族性 /
                         （既知 / 未同定      非遺伝性
                          病因遺伝子変異）

鑑別すべき疾患                                        虚血性心筋症
（二次性心筋症）                   高血圧性心疾患      心サルコイドーシス
                    心アミロイドーシス   ファブリー病       心筋炎
                         など       ミトコンドリア心筋症  周産期心筋症
                                      など         薬剤性心筋症
                                                 アルコール性心筋症
                                                      など

特発性（原発性）      拘束型      肥大型        拡張型        不整脈原性
心筋症としての病名     心筋症      心筋症        心筋症        右室心筋症
```

・円の重なりは一部重複した病態を示す。
・点線内は、特定心疾患に該当する。

*4つの基本病態に分類できない心筋症を分類不能心筋症（unclassified cardiomyopathy）とする。

日本循環器学会 / 日本心不全学会合同ガイドライン：心筋症診療ガイドライン（2018年改訂版）. 12. https://www.j-circ.or.jp/cms/wp-content/uploads/2018/08/JCS2018_tsutsui_kitaoka.pdf（2021年12月19日閲覧）

▰ 心筋症の特徴

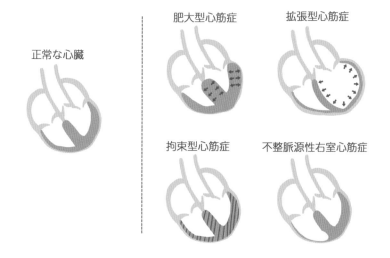

正常な心臓　　肥大型心筋症　　拡張型心筋症　　拘束型心筋症　　不整脈源性右室心筋症

- いずれの心筋症でも、心筋に障害が生じ、心臓から全身に血液を送り出す機能が障害され、進行すると心不全を引き起こします。
- 肥大型心筋症は、高血圧などの明らかな原因なく心筋肥大をきたす疾患で、不均一な左室肥大をきたすことが多いです。遺伝子異常を伴うことが報告されています。胸痛、労作時息切れ、不整脈、眼前暗黒感、失神などをきたします。
- 拡張型心筋症は、明らかな原因がなく、左室内腔の拡張と収縮不全をきたす疾患です。家族性と特発性があります。労作時息切れ、動悸などの心不全症状をきたします。
- 拘束型心筋症・不整脈原性右室心筋症は、まだ十分に病態が解明されていません。
- ストレスを契機として、突然の胸痛で発症する、心臓の壁運動が一部高度に障害される、たこつぼ心筋症もあります。

心筋症の基本的な治療の流れ

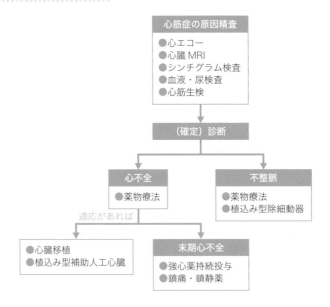

- 心エコー検査、心臓 MRI、そのほかのシンチグラム画像検査や、全身疾患に伴う二次性心筋症の血液・尿検査などの検査を行い、心筋症の原因を検索します。確定診断には、心内膜心筋生検が有用です。
- いずれの心筋症でも、進行して心不全症状をきたした場合は、心不全に対する薬物加療を行います。
- 心筋障害に伴い、心室細動や心室頻拍などの致死的不整脈を発症し、突然死することがあります。リスクの高い場合は、植込み型除細動器が検討されます。
- 末期には、心不全による入退院を繰り返し、強心薬の持続投与が必要で長期入院となり、最終的に鎮痛・鎮静薬を含めた疼痛緩和治療が必要となることも多いです。
- 適応があれば、心臓移植や、植込み型補助人工心臓治療が検討されます。
- たこつぼ心筋症は、入院管理となりますが、急性期を乗り切れば一般的に予後は良好です。

🐾 大動脈疾患（大動脈瘤・解離）

🔷 大動脈疾患はどんな疾患？

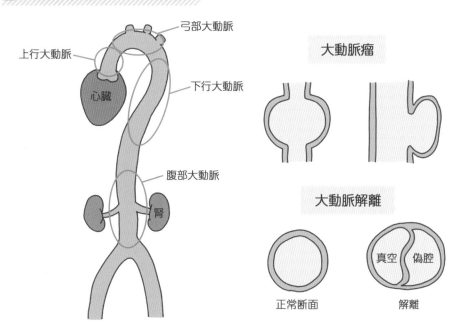

- 大動脈の壁の一部が、全周性または局所性に拡大・突出した状態を、大動脈瘤といいます。また、大動脈壁が中膜のレベルで2層に剥離し、大動脈の走行に沿って1cm以上の長さで2腔になった状態を、大動脈解離といいます。

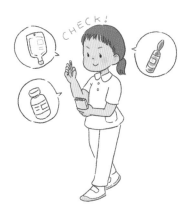

大動脈疾患の特徴

大動脈瘤の特徴

- 胸部大動脈は直径 45 mm 以上、腹部大動脈は 30 mm 以上を、大動脈瘤といいます。
- 破裂前は無症状であることがほとんどですが、咳、息切れ、嚥下痛、嗄声、腹部拍動感、腹痛を自覚することがあります。破裂後は、瘤の部位によって胸痛、背部痛、腹痛、腰痛が生じます。また、破裂によって出血が起きると、出血性ショックによる意識障害、喀血、吐血、下血などを引き起こします。

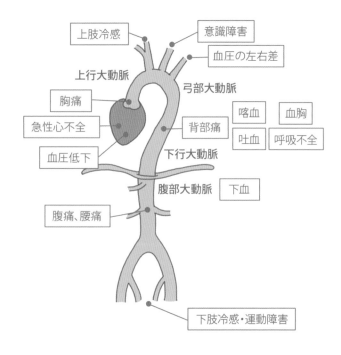

大動脈解離の特徴[9]

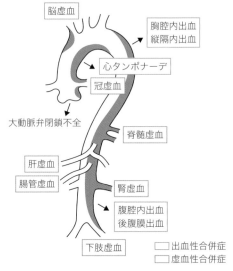

日本循環器学会 / 日本心臓血管外科学会 / 日本胸部外科学会 / 日本血管外科学会合同ガイドライン：2020 年改訂版 大動脈瘤・大動脈解離診療ガイドライン. 17. https://www.j-circ.or.jp/cms/wp-content/uploads/2020/07/JCS2020_Ogino.pdf（2021 年 12 月 19 日閲覧）

- 急性大動脈解離の症状としては、解離によって生じる失神・疼痛（突然の胸背部の激痛、移動する痛み）と、続発症としての心タンポナーデ、心筋虚血、脳梗塞、下肢対麻痺、腸管虚血（腹痛、下血）、腎虚血（乏尿、血尿）、四肢虚血、大動脈閉鎖不全、急性心不全などがあります。
- 急性大動脈解離の多くでは、D ダイマーの上昇を認めます。

大動脈瘤・解離に共通する特徴

- いずれも、診断には単純 X 線、CT、MRI が有用です。

大動脈疾患の基本的な治療の流れ

大動脈瘤の治療

- 胸部大動脈瘤では、①<u>最大短径 55 mm 以上</u>、②<u>嚢状瘤</u>、③<u>半年で 5 mm 以上の瘤径拡大</u>のいずれかを満たす場合は、侵襲的治療を検討します。
- 腹部大動脈瘤では、①<u>最大短径が 55 mm（男性）・50 mm（女性）以上</u>、②<u>嚢状瘤</u>、③<u>半年で 5 mm 以上の瘤径拡大</u>のいずれかを満たす場合は、侵襲的治療を検討します。

大動脈解離の治療

- 急性大動脈解離では、<u>上行大動脈に解離のある Stanford A 型解離</u>では、緊急手術となることがほとんどです。上行大動脈に解離のない Stanford B 型解離では、合併症があれば侵襲的治療を検討します。
- 慢性大動脈解離では、瘤径や拡大傾向によって、侵襲的治療を検討します。

大動脈瘤・解離に共通する治療

- いずれも、侵襲的治療としては、外科手術（人工血管置換術）と血管内治療（胸部大動脈ステントグラフト内挿術：TEVAR、腹部大動脈ステントグラフト内挿術：EVAR）があります。
- 保存的加療としては、血圧・心拍数コントロールが重要になります。

人工血管置換術

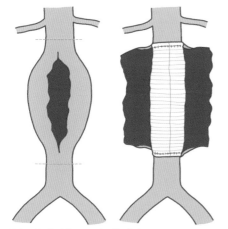

開胸・開腹手術で、瘤／解離部の大動脈を人工血管に置換します。
人工心肺装置の使用が必要。

ステントグラフト内挿術

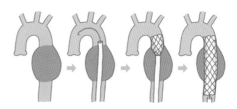

TVAR：胸部下行大動脈病変の標準治療
EVAR：腎動脈下大動脈瘤の標準治療

大腿動脈からカテーテルの中にステントグラフトを納めて血管内を運び、瘤の部分で広げます。

🐾 末梢血管疾患

▰ 末梢血管疾患はどんな疾患？

- 末梢動脈（頚動脈、椎骨動脈、腎動脈、下肢動脈）の動脈硬化性疾患のことです。そのなかでも特に、急性動脈閉塞症と閉塞性動脈硬化症（ASO）が重要です。

▰ 末梢血管疾患の特徴

急性動脈閉塞症の所見

- 心房細動などで生じた血栓による塞栓症や、血管内膜に急速に血栓が形成される動脈血栓症などがあります。
- 動脈拍動の触知、ドプラシグナルの有無、知覚消失や安静時痛、筋力低下が、身体所見として重要です。

閉塞性動脈硬化症（ASO）

- 高齢男性、喫煙、糖尿病、高血圧、脂質異常症などが危険因子です。
- 足関節上腕血圧比（ABI）0.90 以下では、動脈狭窄・閉塞が疑われます。
- 特に腸骨・大腿動脈が病変となることが多いですが、下腿病変や腹部大動脈に動脈硬化に伴う狭窄をきたすこともあります。
- 重症度分類としては、Fontaine 分類があります。

主な動脈の解剖

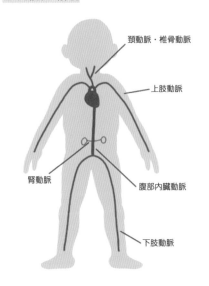

頚動脈・椎骨動脈
上肢動脈
腎動脈
腹部内臓動脈
下肢動脈

 注目！

急性動脈閉塞症の症状としては、5P があります。
- 疼痛（pain）
- 脈拍消失（pulselessness）
- 蒼白（pallor/paleness）
- 知覚鈍麻（paresthesia）
- 運動麻痺（paralysis/paresis）
※虚脱（prostration）を加えて "6P" とする場合もあります。

下肢閉塞性動脈硬化症の Fontaine 分類

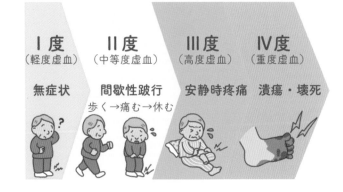

Ⅰ度	Ⅱ度	Ⅲ度	Ⅳ度
（軽度虚血）	（中等度虚血）	（高度虚血）	（重度虚血）
無症状	間歇性跛行 歩く→痛む→休む	安静時疼痛	潰瘍・壊死

末梢血管疾患の基本的な治療の流れ

急性動脈閉塞症の治療の流れ

● 組織が非可逆的変化に陥るまでの時間は 6 時間といわれています。

● 速やかにヘパリン静注を行い、重症度判定を行い、塞栓血栓除去を行います。塞栓血栓除去には、手術と、経カテーテル血栓吸引療法があります。

救肢の可能性と危機との判別 [10, 11]

重症度クラス	予後	所見		ドプラ信号 [†]	
		感覚消失	筋力低下	動脈	静脈
Ⅰ．救肢可能	即時には危機なし	なし	なし	聴取可能	聴取可能
Ⅱ．危機的					
a．境界型	ただちに治療すれば救肢可能	軽度（足趾のみ）またはなし	なし	（しばしば）聴取不能	聴取可能
b．即時型	即時の血行再建術により救肢可能	足趾以外にも，安静時疼痛を伴う	軽度〜中等度	（通常は）聴取不能	聴取可能
Ⅲ．不可逆的	広範囲な組織欠損または恒久的な神経障害が不可避	重度〜感覚消失	重度〜麻痺（硬直）	聴取不能	聴取不能

† 足関節血圧の測定は非常に大切である．しかし重症例では罹患した動脈の血流速度が非常に遅いため，ドプラ音を検出できない場合がある．動脈と静脈の血流信号の見分けが肝要である．動脈の血流信号は律動音（心拍動と同期）であるのに対して，静脈の信号はより一定で，呼吸運動に影響されたり末梢のミルキングで増強したりする（トランスデューサーで血管を圧迫しないように注意が必要）．

閉塞性動脈硬化症（ASO）の治療の流れ

● 間欠性跛行を有する患者さんには、全身動脈硬化の危険因子（喫煙、糖尿病、高血圧、脂質異常症）の治療、生活習慣の改善をまず行います。心血管イベント予防目的に、抗血小板薬の投与も行われます。それでも症状が改善しなければ、カテーテル血管内治療（EVT）や外科手術による血行再建が検討されます。

● 慢性虚血により安静時疼痛、潰瘍・壊死を伴う状態を、重症下肢虚血（CLI）といいます。Fontaine 分類のⅢ・Ⅳ度に該当します。救肢のために、可能であれば血行再建を行います。血行再建不可能であったり、深刻な壊死を伴う場合は、下肢切断となることもあります。

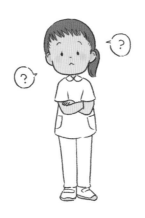

🐾 肺高血圧症（PH）・肺血栓塞栓症（PTE）

📖 肺高血圧症・肺血栓塞栓症はどんな疾患？

肺高血圧症

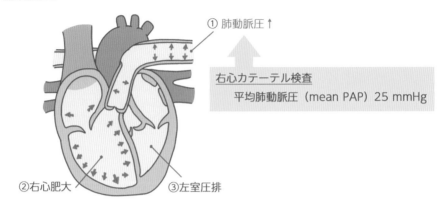

① 肺動脈圧↑

右心カテーテル検査
平均肺動脈圧（mean PAP）25 mmHg

②右心肥大　　　③左室圧排

- 肺高血圧症は、右心カテーテル検査を用いて測定した肺動脈平均圧が 25 mmHg 以上の場合と定義されています。肺動脈性肺高血圧症のほかに、心疾患や肺疾患に伴うもの、そのほかの全身疾患に伴うものがあります（第 1～5 群に分けられます）。
- 深部静脈血栓症（DVT）に起因する肺血栓塞栓症（PTE）では、急速に肺高血圧、低酸素血症をきたすことがあります。

📖 肺高血圧症・肺血栓塞栓症の特徴

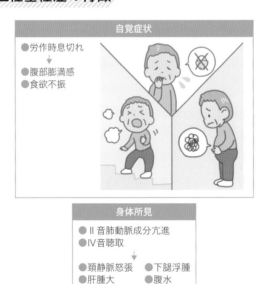

自覚症状

- 労作時息切れ
  ↓
- 腹部膨満感
- 食欲不振

身体所見

- Ⅱ音肺動脈成分亢進
- Ⅳ音聴取
  ↓
- 頚静脈怒張　　● 下腿浮腫
- 肝腫大　　　　● 腹水

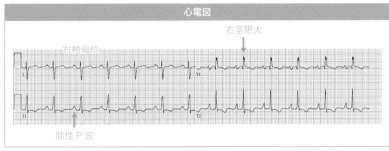

心電図

右軸偏位　　　　　右室肥大

肺性 P 波

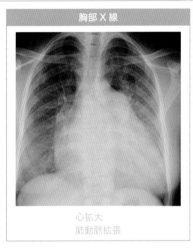

胸部 X 線

心拡大
肺動脈拡張

- 自覚症状としては、労作時息切れが最も早期に現れます。動悸、胸痛、失神などを認めることもあります。進行して右心不全を伴うと、腹部膨満感、食欲不振などを示します。
- 身体所見では、聴診で Ⅱ 音肺動脈成分の亢進、右心性Ⅳ音聴取などを認めます。右心不全を伴うと、頚静脈怒張、肝腫大、下腿浮腫、腹水などを認めます。
- 血液検査で診断することはできません。
- 心電図は、軽症では正常なこともありますが、重症になると、肺性 P 波、右軸偏位、右室肥大（V1 の R 波増高）などを認めます。
- 胸部 X 線で、両側中枢性肺動脈の拡張と末梢肺動脈の急峻な狭小化、右房・右室の拡張に伴う心拡大を認めます。
- 心エコーで肺高血圧が推定されますが、確定診断には右心カテーテル検査が必要です。

肺高血圧症・肺血栓塞栓症の基本的な治療の流れ

- 右心カテーテル検査で肺高血圧症の確定診断となったら、肺機能検査や胸部高分解能 CT、換気―血流シンチグラム、胸部造影 CT などを行い、病型診断を行います。
- 病型に応じた治療が必要であり、原疾患の加療が必要となることもあります。
- 右心不全に対する利尿薬、酸素化低下への酸素投与が行われます。
- 肺動脈性肺高血圧のなかには、肺血管拡張薬が有効な場合もありますが、肺高血圧症の専門施設での加療が望ましいです。
- DVT に起因する PTE の急性期には、右心不全と呼吸不全への加療、および肺塞栓再発予防としての抗血栓療法（ヘパリン、ワルファリン、DOAC〈直接作用型経口抗凝固薬〉などの抗凝固療法が中心）が大切になります。

😺 感染性心内膜炎（IE）

📘 感染性心内膜炎はどんな疾患？

● 弁膜や心内膜などに細菌を含む疣腫を形成し、菌血症、血管塞栓、心障害などのさまざまな症状を引き起こす、全身性敗血症性疾患です。

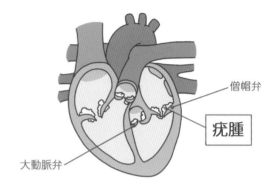

弁膜疾患・先天性疾患に伴う異常血流
人工弁置換術後などの異物留置
＋
歯科治療・外科手術・感染症

感染性心内膜炎を疑う！

📘 感染性心内膜炎の特徴

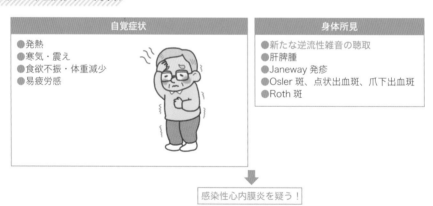

自覚症状	身体所見
●発熱 ●寒気・震え ●食欲不振・体重減少 ●易疲労感	●新たな逆流性雑音の聴取 ●肝脾腫 ●Janeway 発疹 ●Osler 斑、点状出血斑、爪下出血斑 ●Roth 斑

感染性心内膜炎を疑う！

● 弁膜症や先天性心疾患、人工弁置換術後、ペースメーカ植込み後などの基礎心疾患を持つ患者さんで、発症リスクが高いです。

● 感染症に罹患したり、歯科治療や外科手術などの菌血症を引き起こす可能性のある処置の後に、持続する不明熱が出現したり、新たな逆流性雑音を聴取した場合には、疑う必要があります。はっきりした誘因なく発症する場合もあります。

● 的確な診断と治療を行わないと、死に至る疾患です。

● 臨床症状としては、発熱（90%）、寒気（50%）、食欲不振・体重減少（30%）、易疲労感（45%）などがあります。

● 身体所見では、肝脾腫（20%）、手掌や足底の無痛性紅斑（Janeway 発疹）、有痛性皮疹の Osler 斑、点状出血斑、爪下出血斑、眼底所見として網膜出血斑（Roth 斑）を認めることがありますが、いずれも10% 程度と頻度は高くありません。

感染性心内膜炎の基本的な治療の流れ

新しい画像診断を組み入れた IE の診断基準[12)]

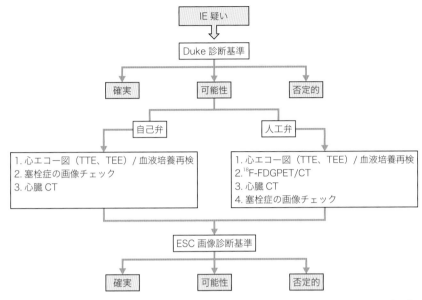

IE：感染性心内膜炎　TTE：経胸壁心エコー図　TEE：経食道心エコー図　ESC：欧州心臓病学会

2016-2017 年度活動：【ダイジェスト版】感染性心内膜炎の予防と治療に関するガイドライン（2017 年改訂版）. 11. https://www.j-circ.or.jp/cms/wp-content/uploads/2017/07/JCS2017_nakatani_d.pdf（2021 年 12 月 19 日閲覧）

- IE が疑われたときは、修正 Duke 診断基準・ESC 画像診断基準に従い、血液培養・エコー所見・基礎心疾患・発熱の有無・身体所見などから、診断が行われます。
- 日本循環器学会ガイドラインに従って、広域抗菌薬加療を開始し、血液培養の結果で原因菌が判明すれば抗菌薬を変更します。合計で 2〜8 週間の抗菌薬投与が必要となります。
- 抗菌薬治療開始後も、毎日の注意深い観察が必要です。バイタルサイン、発熱・呼吸困難・倦怠感などの自覚症状、身体所見（心雑音、浮腫、塞栓症状）、検査データ、画像所見などで、治療効果を判定します。血液培養の陰性化が最も重要な指標です。
- 弁周囲に膿瘍を形成した場合では、緊急手術の適応となります。
- 合併症として、心不全、治療抵抗性感染、弁周囲感染、塞栓症、中枢神経合併症（脳梗塞、一過性脳虚血発作など）、腎障害、播種性血管内凝固症候群（DIC）などをきたすことがあり、注意が必要です。

🐾 心筋炎・心膜炎

心筋炎・心膜炎はどんな疾患？

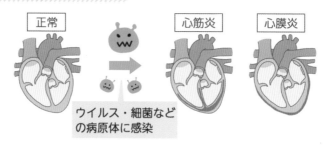

- **心筋炎**：細菌やウイルスなどの感染によって引き起こされる心筋の炎症性疾患です。軽症のものから、循環動態が破綻し補助循環を必要とする劇症型まであります。
- **心膜炎**：大半がウイルス感染によって引き起こされる、心膜の炎症性疾患です。膠原病や悪性腫瘍などの全身性疾患に合併したり、心筋梗塞・心臓手術後に生じることがあります。

心筋炎・心膜炎の特徴

心筋炎の特徴

- 多くの急性心筋炎では、風邪様症状（悪寒、発熱、頭痛、筋肉痛、全身倦怠感）や消化器症状（食思不振、悪心、嘔吐、下痢）が先行します。その後、数時間から数日で、心不全徴候、胸痛、不整脈などの心症状が出現します。
- 身体所見では、発熱、脈の異常（頻脈、徐脈、不整）、低血圧を認めます。Ⅲ音の聴取や、湿性ラ音などの肺うっ血徴候、頸静脈怒張や下腿浮腫などの右心不全徴候を認めることもあります。
- 血液検査では、心筋トロポニン、CRP、CK-MB、AST、LDH が上昇します。
- 心電図では、ST 上昇を認めることが多いです。
- 心筋生検や、臨床所見、検査所見を併せて診断が行われます。

急性心筋炎の心電図[13]

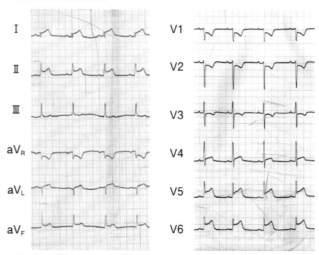

入院1週間前より風邪様症状が出現し、全身倦怠感にて来院したときの心電図。広範な誘導でST上昇がみられる。

循環器病の診断と治療に関するガイドライン（2008年度合同研究班報告）：急性および慢性心筋炎の診断・治療に関するガイドライン（2009年改訂版）．5．https://www.j-circ.or.jp/cms/wp-content/uploads/2020/02/JCS2009_izumi_h.pdf（2021年12月19日閲覧）

心膜炎の特徴

- 自覚症状は、胸骨後ろの鋭い痛みが典型的で、吸気や仰臥位で増悪し、前かがみに座ると和らぎます。発熱することもあります。
- 身体所見では、心膜摩擦音（短い高調音）を聴取します。
- 心電図では、急性期に全癒道の ST 上昇を認めます。心エコーでは、心膜液の貯留を認めます。

心筋炎・心膜炎の基本的な治療の流れ

心筋炎の治療の流れ

- 急性心筋炎では、炎症期が1～2週間持続した後に回復期となります。
- 治療としては、ウイルス性には治療薬はありませんが、一部の特殊型にはステロイドや免疫抑制薬が有効なこともあります。
- 自然軽快までの間、血行動態維持が大切になるため、利尿薬や強心薬、体外式ペースメーカや除細動、必要時は大動脈内バルーンパンピング（IABP）・経皮的心肺補助装置（PCPS）の装着を行います。
- 炎症期にステロイド・パルス療法を行うこともありますが、有効かは議論があります。

心膜炎の治療の流れ

- 非ステロイド性抗炎症薬（NSAIDs）の投与で改善します。NSAID無効例や再発例では、コルヒチンが有効であると報告されています。ほとんどの症例で治癒します。

心筋炎における心機能障害の経過と介入ポイント [14]

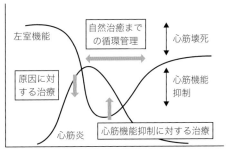

循環器病の診断と治療に関するガイドライン（2008年度合同研究班報告）：急性および慢性心筋炎の診断・治療に関するガイドライン（2009年改訂版）. 8. https://www.j-circ.or.jp/cms/wp-content/uploads/2020/02/JCS2009_izumi_h.pdf（2021年12月19日閲覧）

（藤井恵美）

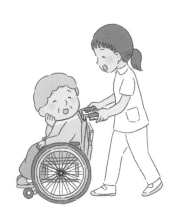

3章

循環器系の症状・観察ポイント

循環器系の症状・観察ポイント

この章では、循環器看護の現場で必ずおさえておきたい、主要な症状ごとの観察ポイントを解説します。
それぞれの観察ポイントについて、その根拠とセットで把握するようにしましょう。

🐾 動悸

■ 動悸とは

- 心臓の拍動や鼓動は通常は自覚されませんが、拍動・鼓動やその乱れを自覚する症状のことを動悸といいます。
- 自覚症状には個人差があり、同じ不整脈でも、動悸を感じやすい人もいれば、全く感じない人もいます。必ずしも病的状態ではないことも多くあります。

■ 動悸の原因

動悸をきたす疾患

循環器疾患	不整脈性	期外収縮、頻脈性不整脈、徐脈性不整脈
	非不整脈性	心不全をきたす各種心疾患
循環器疾患以外	心外性	高心拍出状態（貧血、発熱、感染）、内分泌疾患（甲状腺機能亢進症、褐色細胞腫、低血糖）
	心因性	心臓神経症、パニック障害、過換気症候群など
生理的な原因		運動、精神的興奮、不安など ※カフェインやアルコールも動悸の原因となる

注意！ ほかに、抗不整脈薬の影響で、トルサード・ド・ポワント（torsades de pointes）をきたすこともあります。

■ 動悸のアセスメントポイント

動悸症状があったら、まず脈拍数・心拍数を確認しよう！

1. 脈拍数・心拍数は、「規則正しいか？ 不整か？」を確認します。
2. 脈拍数・心拍数は、「速いか？ 遅いか？」を確認します。
3. 脈拍・心拍数が速かったり、遅かったり、不整であれば、心電図の確認が必要です。
4. 心電図で不整脈の場合はバイタルサインが重要な指標となります。

動悸に関する問診ポイント！
☑ 今も動悸がするか？
☑ いつから動悸を感じるようになったのか
☑ どのようなときに動悸を感じるか
☑ 動悸の持続時間
☑ 動悸の頻度
☑ 発汗、めまい、息切れなどといった動悸の随伴症状の有無
☑ 既往歴・生活環境の変化など

動悸についての検査

- 12 誘導心電図：不整脈性であるかの鑑別に最も重要です。
- ホルター心電図：動悸症状と不整脈の出現が一致しているか、不整脈の誘因や頻度、持続時間を見出すために有効です。
- 負荷心電図（マスター心電図、トレッドミル）：動悸症状の誘因が労作性である場合の鑑別に用いられます。
- 血液検査：不整脈の誘因である電解質異常や、貧血の状態などが確認できます。

血液検査でわかる動悸の原因
- 高カリウム血症：心室性期外収縮や心室細動を引き起こすことがあります。
- 低カリウム血症：ジギタリスの影響を受けやすく、ジギタリス中毒にみられる不整脈を認めることがあります。

動悸の自覚症状

動悸の訴え方は人それぞれ！
- 心臓が一瞬止まる感じがする。
- 脈が"飛ぶ"感じがする。
- 心臓が"ドキッ"とする。
- 急にドキドキし始めて、しばらくすると急に治まる。

など

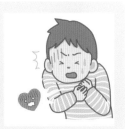

動悸の看護のポイント

- バイタルサインと心拍数のモニタリングを行い、不整脈の有無を確認しましょう。

動悸があるときチェックしたいバイタルサイン
- 血圧：不整脈による血圧変動（不整脈により心拍出量が低下し血圧低下を起こす場合があります）。
- 呼吸状態：呼吸困難の有無など。
- 末梢循環状態：冷感・湿潤の有無。

- 随伴症状の有無をチェックします：気分不良、冷汗、末梢湿潤、悪心、めまいなど
- 動悸症状や不整脈に対する不安の有無をチェックします。

 注意！ 不安などが、不整脈の誘因となる可能性もあるため、精神の不安を和らげられるよう努めることが必要です！！

🐾 呼吸困難・息切れ

呼吸困難・息切れとは

- 呼吸困難・息切れとは、呼吸時の「息苦しい」「息が切れる」という自覚症状であり、臨床的には主に呼吸器疾患、循環器疾患でみられる重要な症状です。
- 循環器疾患を原因とするものも多く、急速に呼吸状態が悪化するケースもあるため、迅速で適切な評価が必要となります。
- 健常者でも激しい運動や高山病などによって呼吸困難を起こすことがあり、必ずしも病的な症状だけではありません。

> **注意！** 循環器疾患を原因とするものも多く、急速に悪化するケースもあるため、迅速で適切な評価が必要となります。

呼吸困難・息切れの原因

- 呼吸困難・息切れの原因は酸素運搬を障害するものであり、酸素運搬の要素を考慮して鑑別を行いましょう。

呼吸困難・息切れの原因となる主な疾患

酸素運搬の要素	主な疾患
心拍出量（一回拍出量×心拍数）	・心不全 ・冠動脈虚血 ・心臓弁膜症 ・頻脈 ・徐脈
ヘモグロビン濃度	・貧血
酸素飽和度	・肺胞疾患（肺水腫・肺炎） ・気道疾患（気管支喘息・慢性閉塞性肺疾患〈COPD〉） ・血管疾患（肺高血圧症・肺血栓塞栓症） ・胸膜・胸腔内の疾患（気胸・胸水貯留）
その他	・過換気症候群 ・パニック障害

> **注目！** 循環器疾患による呼吸困難は主に心不全による肺うっ血、肺血栓塞栓症が原因となります。

呼吸困難・息切れのアセスメント

呼吸困難・息切れの原因についてアセスメントしよう

1. 意識レベルとバイタルサインをチェック。
2. 問診を行う。
   - ☑ いつから呼吸困難・息切れを起こすようになったのか。
   - ☑ 呼吸困難・息切れを自覚する時間帯はあるか。
   - ☑ 横になると呼吸困難の程度は悪化するか。
   - ☑ 心疾患・呼吸器疾患の既往はあるか。
   - ☑ 喫煙習慣はあるか。
3. 聴診にてラ音の有無、心雑音を確認。
4. 身体所見、各種検査（胸部X線、心電図、血液検査、血液ガス分析、心エコー、CT検査）。

以上を総合的に評価する。

心不全による呼吸困難・息切れの種類

- 心不全の初期段階では労作時に呼吸困難・息切れがみられますが、心不全が進行すると安静時にも呼吸困難が出現し、発作性夜間呼吸困難と起坐呼吸がみられるようになります。

労作時呼吸困難・息切れ

- 心不全の初期段階から認められる症状です。
- 日常生活動作で呼吸困難・息切れが生じ、途中休まないと歩けない、階段をのぼれないなどの訴えがあります。

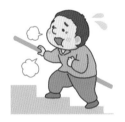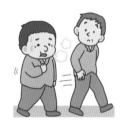

発作性夜間呼吸困難

- 就寝後2～3時間経過してから突然、息苦しくて目が覚める状態です。

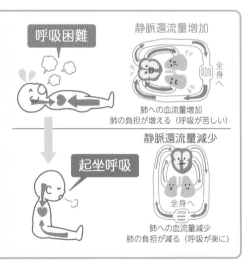

根拠 就寝中は、仰臥位による静脈還流量の増加に加え、交感神経刺激の減少による心機能抑制や呼吸中枢抑制が起こるため、呼吸困難が増悪しやすくなります。
では、なぜ臥位により静脈還流量が増加するのでしょうか？
それは、立位時には重力の影響で下半身に貯留する血液や間質の水分が、臥位では重力の影響がなくなるため心臓に戻りやすくなるからです。心機能が低下すると、その水分により心臓に負担がかかり、呼吸困難が出現します。

呼吸困難

静脈還流量増加

全身へ

肺への血流量増加
肺の負担が増える（呼吸が苦しい）

起坐呼吸

静脈還流量減少

全身へ

肺への血流量減少
肺の負担が減る（呼吸が楽に）

起坐呼吸

● 仰臥位になると呼吸困難が出現し、起き上がると症状が軽快する状態です。

根拠 発作性夜間呼吸困難と同様ですが、進行すると臥位では寝ることができず、座った状態で睡眠をとるようになります。

呼吸困難・息切れの重症度評価

● 心疾患では NYHA 分類が用いられます。

NYHA（New York Heart Association）分類

I	II	III	IV
心疾患はあるが、身体活動に制限がない。通常の身体活動では、疲労・動悸・息切れ・狭心痛は起こらない。	身体活動に軽度の制限がある。安静時には症状なし。通常の身体活動で、疲労・動悸・息切れ、狭心痛が起こる。	身体活動に高度の制限がある。安静時には症状なし。通常以下の身体活動で、疲労・動悸・息切れ・狭心痛が起こる。	どんな身体活動でも症状が出る。安静時にも心不全状態がみられる。すこしの身体活動でも症状は増悪する。

動悸の看護のポイント

● 適切な酸素投与を行いましょう。
● 安楽な姿勢を確保しましょう。

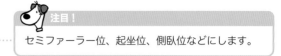

注目！
セミファーラー位、起坐位、側臥位などにします。

呼吸を楽にする工夫
● 片方の肺に胸水や気胸などがあり、呼吸障害が起こっている際は、健側の肺を上にし、上体を挙上した側臥位にすると、呼吸面積が確保できます。
● 不安の緩和：呼吸困難時は不安が増すとさらに呼吸状態の悪化を引き起こすため、ゆっくり深呼吸するよう、患者さんの側で声掛けし、少しでも不安を軽減できるよう努めることが大切です。

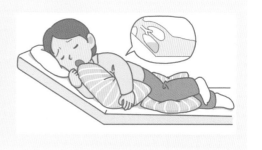

浮腫

浮腫とは

- 静脈圧の上昇、膠質浸透圧の低下、血管透過性の亢進、リンパ管への流入障害によって、血管外液量が増加し、組織の間質に過剰な体液が貯留した状態です。

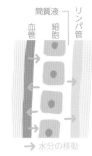
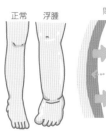
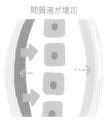

> **注目！**
> 浮腫は、全身性浮腫と限局性浮腫（部分的な浮腫）に分けられます！

全身性浮腫

- 原因となる病態・疾患は、心不全、腎不全、肝硬変、低栄養、甲状腺機能低下症、アナフィラキシーなどです。

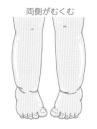
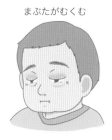

> **注目！**
> 心不全による浮腫は、両足背から下腿にかけてむくみ、さらに進行すると膝上から腰部にかけてむくんできます。

限局性浮腫

- 原因となる病態・疾患は、静脈血栓症、下肢静脈瘤、リンパ浮腫、麻痺、局所性のアレルギー、蜂窩織炎、外傷などによる炎症によるものなどです。

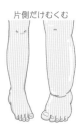

> **注目！**
> 〈浮腫の観察方法〉
> 見てすぐにわかる浮腫もありますが、実際に浮腫があるか、指で足背や脛骨部を押して圧痕が残るか確認しましょう！
>
>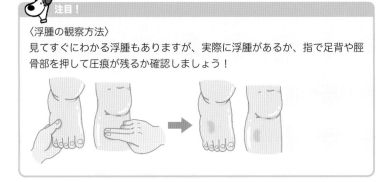

🗂 浮腫の看護のポイント

● 浮腫は重力の関係で下になった部分に強く現れます。臥位では背部、側臥位では下になった側に強く現れるため、同一体位は避けるため適宜体位を変え、褥瘡発生を起こさないケアが必要です。
● 浮腫があると、皮膚粘膜が薄くなり、わずかな刺激で傷がつきやすくなり、感染を起こしやすい状態となります。刺激を最小限にして皮膚の乾燥を防ぎ、循環を促進するような清潔ケアを行っていく必要があります。

🐾 チアノーゼ

🗂 チアノーゼとは

● チアノーゼとは、血液中に還元ヘモグロビン（酸素と結合していないヘモグロビン）量が 5g/dL 以上増加した際、または動脈血酸素飽和度が 85％ 以下になると皮膚や粘膜が青紫色になる状態です。

注目！

貧血時は、酸素飽和度がかなり低下していないと還元ヘモグロビンが 5 g/dL に達しないためチアノーゼが出現しにくく、反対に多血症の場合は、軽度の酸素飽和度の低下でチアノーゼが出現しやすくなります。

🗂 中心性チアノーゼとは

● 心臓から拍出される動脈血の酸素飽和度が低いために出現します。
● 「心性チアノーゼ」は、ファロー四徴症、大血管転位、アイゼンメンジャー症候群、総肺静脈還流異常、肺動脈閉鎖、肺動脈狭窄、三尖弁閉鎖（単心室）などです。
● 「肺性チアノーゼ」は、循環での血液の酸素化が十分になされない肺疾患により出現します。主な疾患は、肺炎、肺塞栓、無気肺、拘束性肺疾患などで、出現部位は、皮身の皮膚・粘膜、口唇・口腔粘膜です。

🗂 末梢性チアノーゼとは

● 心拍出量の低下や末梢血管の血流うっ帯、血流速度の遅延により組織への酸素移行が増大するために起こります。
● 主な原因は、心拍出量の低下（心不全、僧帽弁狭窄、心原性ショック）、寒冷曝露、レイノー現象、動脈・静脈閉鎖（閉塞性動脈硬化症、表在性血栓静脈炎、下肢静脈瘤）です。
● 出現部位は、上肢末梢、爪床、顔面などです。

チアノーゼの種類による対応のポイント
● 寒冷によるチアノーゼは、温めると消失または軽減します。
● 「中心性チアノーゼ」は動脈血液ガス分析で低酸素血症が認められますが、「末梢性チアノーゼ」では動脈血血液ガス分析は通常正常値です。
● サチュレーションモニターでは手指の色調を検出するため、「末梢性チアノーゼ」や「異常ヘモグロビン血症」では、動脈の低酸素血症を誤表示する場合があり、注意が必要です。

ショック

ショックとは

- 生体に対する侵襲やその侵襲に対する反応の結果、重要臓器への血圧維持が破綻し臓器障害が起こる生体危機の状態です。
- 多くの場合、収縮期血圧 90mmhg 以下を指標にします（患者によって相違があります）。

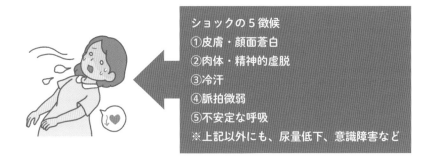

ショックの5徴候
①皮膚・顔面蒼白
②肉体・精神的虚脱
③冷汗
④脈拍微弱
⑤不安定な呼吸
※上記以外にも、尿量低下、意識障害など

- ショックは病態によって、以下の4つに分類されます。

ショックの分類

①循環血液量減少性
②血液分布異常性
③心原性
④閉塞性

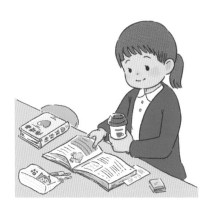

■ ショックのアセスメントポイント

ショック状態の患者さんがいたら、次の順序でアセスメントしよう！

1 バイタルサインに変動がないか確認します。聴診で不可能な場合は触診で確認し、脈圧の変化も確認しましょう。

2 四肢末梢の冷感・温感、発汗はないかなど全身状態を観察します。

3 心臓カテーテル検査などでよく使用される造影剤でアナフィラキシーショックが起こることがあります。投与後は皮膚障害や呼吸状態に注意しましょう。

根拠 いつもと変わらない値でも少しずつ変動していることがあります。触診することで、全身状態の変化に気付き、異常の早期発見につながります。

注意！ 造影剤アレルギーがなくても、初めての使用時や喘息、薬剤アレルギーが多い人は特に観察を密にしましょう。事前にステロイドなどを使用することもあり、遅延性に出現する場合があります。

■ アナフィラキシーとは？

● アナフィラキシーとは、アレルギーによって引き起こされるショックのことです。

● かゆみ、発赤を伴う膨隆疹などの症状が出ます。重症化すると呼吸困難を呈することもあります。

注意！ 認知機能が低下している人や訴えが乏しい人は、観察を密にしましょう。
ショックは、臓器障害が起こっている状態です。患者さんの意識レベルがしっかりしていて元気そうでも、状態の変動には十分に注意しましょう。

よくあるギモン

ショックと判断したら、まずどうすればよいの？
ショックと判断される例に出会ったら、まず以下の手順で対応しましょう。
①ベッドに安静臥床させる。
②バイタルサインを測定し、心電図モニターを装着する。
③点滴の準備を行う（状況により救急カートも準備）。
　重要薬剤はショック分類により内容が異なります。あらかじめ使用する薬剤を覚えておくことが大切です。

🐾 失神

失神とは

- 失神とは、一過性の意識消失です。
- 失神の原因は、心原性、脳神経調節性、代謝性、迷走神経性などがあります。

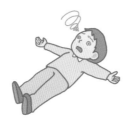

 注目！

【アダムス・ストークス症候群】
不整脈が原因で起こる、脳虚血発作による失神前駆症状です。眼前暗黒感、動悸などがみられます。
転倒して外傷を伴うこともあります。

失神のアセスメントポイント

失神した患者さんがいたら、まず以下の手順でアセスメントしよう！

1. 外傷の有無（頭部）を確認します。
2. 必要時は応援を呼び、安全な場所（ベッド）へ移動します。
3. 心電図波形を確認します（致死的不整脈、洞不全症候群など）。
4. 失神した状況を確認します（排便時の努責、疼痛の我慢など）。
5. 失神前駆症状の有無を確認します。

 根拠

頭部外傷による脳内出血がある場合は、生命危機に陥るため、経時的なバイタルサイン測定を行い、意識レベル、神経学的症状（四肢麻痺、言語・視野障害など）に注意します。

 注意！

寝ている場合でも、「声掛けに対する反応が乏しい」「ぐったりしている」など、様子がおかしいと感じたら、すぐに応援を呼びましょう。

 根拠

転倒した際は早期に安全な場所へ移動しないと、怪我をすることがあります。ただし、頭部外傷がある場合は、揺さぶる行為は危険です。

 根拠

心原性失神の場合は、心電図異常があれば原因を検索できる場合があります。

根拠

失神の原因を予測することで、今後起こりうる失神を回避をすることができます。

注目！

意識レベルを確認するとともに、特に頭部外傷の有無を確認することが大切です！！

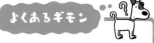 よくあるギモン

失神した患者さんを見たら、まずどうすればよいの？
血圧低下しているからと、すぐに下肢挙上せず全身状態を確認しましょう。失神した状況が把握できていない場合は、自己判断で行動することが状態を悪化させる場合もあります。わからないときは、先輩や医師の指示に従いましょう。その際、応援を呼びに患者さんの側を離れないこと！ 声を出すか、ナースコールで呼びましょう。

🐾 胸痛（胸部不快感）

胸痛（胸部不快感）とは

- 胸痛（胸部不快感）とは、胸部の不快感、絞扼感（胸を締め付けられる痛み）、圧迫感をいいます。

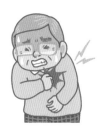

胸痛（胸部不快感）のアセスメントポイント

胸痛（胸部不快感）を訴える患者さんがいたら、以下の手順で問診・アセスメントしよう！

1. 胸部症状の内容・場所（胸以外）・程度（当院ではNSR10段階評価使用）、いつから始まったか、胸痛出現時は何かしていたか（安静／労作時）などの情報収集をします（家族への聴取でも可）。
2. 呼吸状態を確認します。
3. 精神状態を確認します。

根拠 心血管領域では胸痛の状態を知ることで、病態の予測や進行状況を予測することができます。

根拠 肺疾患で胸痛に類似した症状が出ることもあります（肺塞栓症）。

根拠 精神疾患の既往がある、または精神が不安定な人は、胸痛を訴えることがあります。

注目！
心電図波形を見てみましょう。
波形から病状を判断することも可能です。

胸痛（胸部不快感）の看護のポイント

- 心血管領域の疾患では、胸痛は危険なサインの一つです。状況により分単位で病状が変化します。緊急薬剤や酸素などを準備し、急変に備えましょう。
- 緊急冠動脈カテーテル検査を実施する可能性も、念頭に入れておきましょう。
- 心臓の負担をかけないように安静にします。患者さんにも説明を忘れずに行いましょう。

注目！
胸痛緩和目的で硝酸薬であるニトログリセリン（ミオコール®）がよく使用されますが、右室梗塞や大動脈弁狭窄症の場合は使用が禁忌です。医師へ確認しましょう。

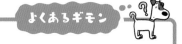
よくあるギモン

胸痛を呈している患者さんを見たら、まずどうすればよいの？
①胸痛発生時は、あわてず落ち着いて行動することを心掛けましょう。
②患者も不安が強い状態です。声掛けをし、不安の除去に努めましょう。
③胸痛はさまざまな疾患が予測されます。血圧の左右差も重要です。大動脈解離の場合は四肢の左右差を伴いますので、四肢動脈の触知を確認しましょう！！

（伊藤美由希、川瀬聖子、牧野奈緒美）

4章

循環器疾患の看護

① 循環器病棟の看護のポイント

患者さんの情報収集、心機能についての知識やアセスメント能力を身につけ、ケア介入・急変対応できるように、しっかりおさえておきましょう。

🐾 循環器看護とは

- 循環器系の異常は生命に直結しており、対処の速さが予後に大きな影響を及ぼします。
- 状態の変化にいち早く気付き、状態を的確に把握するためには、患者さんへの問診、フィジカルイグザミネーション、モニターや検査データからのアセスメント能力が求められます。
- また、患者さんやその家族は突然の出来事に不安や恐怖を抱くため、わかりやすい言葉で説明することや患者さんに寄り添った看護を提供することで不安の軽減に努め、さらに退院後の生活を見据えた患者教育や社会資源の利用を検討することも必要です。

🐾 循環器病棟の様子

- 一例として、当院の様子を紹介します。

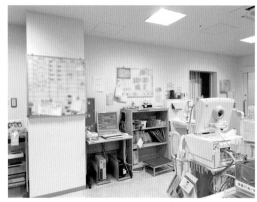

ナースステーション内

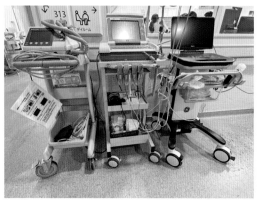

ナースステーション前

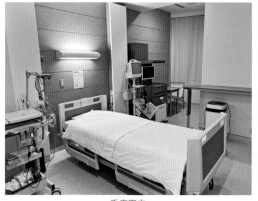

重症室内

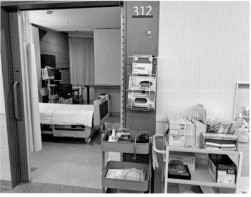

重症室入り口

循環器患者の情報収集

問診で情報収集をしよう

- 患者さんと話をしながら、既往歴や生活歴、アレルギーの有無など情報収集していきます。

情報収集に活かす用紙の例（当院の場合）

根拠

造影剤を使用することも多くあるため、造影剤アレルギーや喘息の有無、ビグアナイド系の糖尿病薬の服用有無の確認が必要です。

＊喘息がある人は、ない人と比較してアレルギー症状が出やすいといわれており、事前にステロイドを投薬することが必要です。

＊ビグアナイド系の糖尿病薬を服用している場合は、乳酸アシドーシスを引き起こす可能性が高くなるため、中止する必要があります。当院では、検査前日から4日間中止しています。

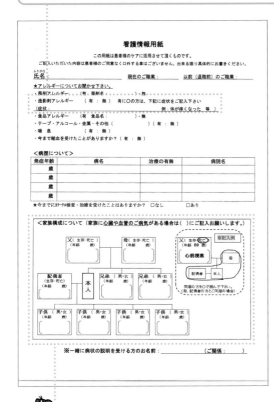

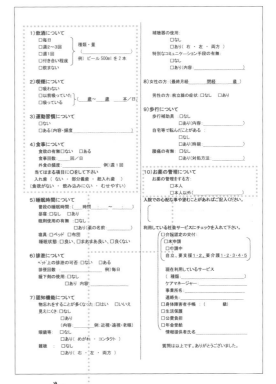

注目！

家族構成やキーパーソンの有無なども必要な情報です。近年、超高齢化社会を迎え、独居の人や認知症を患った人などが、これからどんどん増えていきます。

そのような患者さんはセルフケアが難しいことも多く、退院までに家族を含めたカンファレンスや社会資源を整えることを検討しなければなりません。

注目！

循環器疾患は生活習慣が影響する病態でもあり、バックグラウンドを把握し、多職種と連携した患者教育も重要になります。

■ バイタルサインを把握しよう

● バイタルサインは、生命の徴候を客観的に表す指標です。正常値は覚えておきましょう。

主なバイタルサインの正常値

項目	正常値（成人）
血圧	120/80 mmHg 以下
脈拍数	60〜80 回 / 分
呼吸数	12〜20 回 / 分
SpO$_2$	94% 以上（室内気）
体温	36.5℃ ± 0.5℃
意識レベル	JCS：0、GCS：15

注意！ 正常値を知ることはとても大切です。しかし循環器疾患を持つ患者さんはさまざまな原因で正常値より逸脱していることも多々あります。患者さんのいつものバイタルサインと比べてどうなのか、経時的に見比べることも大切です。

🐾 心機能を規定する 4 つの因子

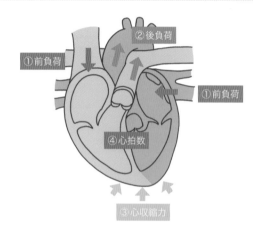

①前負荷　②後負荷　①前負荷　④心拍数　③心収縮力

注目！ これら 4 つの因子は相互に関係しており、1 つの因子を変化させるとほかの因子で代償されるようになっています。

①前負荷：心臓に戻ってくる血液量
　（例）脱水で前負荷が減ると血圧は下がります。
　　　　点滴などで前負荷が増えると血圧は上がります。

②後負荷：心臓から血液が駆出する際に心臓にかかる抵抗
　（例）動脈硬化などで末梢血管抵抗が上昇すると血圧は上がります。
　　　　血管拡張薬を使用すると血管が広がり血圧は下がります。

③心収縮力：左室収縮機能
　左室駆出率（LVEF) で表し、LVEF 55% 以上が正常といわれています。

④心拍数：心臓の拍動回数（※心拍数 ≠ 脈拍数）
　（例）何らかの影響で血圧が下がると、心拍数が増えて心拍出量を保とうとします。

注意！ 頻脈になると心臓が十分に拡張できず、前負荷も増えないため、心拍出量は低下してしまいます。心房頻拍や頻脈性心房細動などの頻脈によりショック状態に陥ることもありますので、リズムチェンジした際や心拍数が増加している場合は、患者さんの元に行き、症状やバイタルサインを確認するようにしましょう。

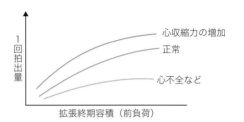

フランク・スターリングの法則
- 心筋は弛緩した際に伸びていればいるほど強い収縮力を発生する（＝血液を送り出す心臓のポンプ機能が強い）ことを示す法則です。
- 前負荷が大きいと心室筋は伸展し、1回拍出量が増えます。

（グラフ）
縦軸：1回拍出量
横軸：拡張終期容積（前負荷）
- 心収縮力の増加
- 正常
- 心不全など

注意！ しかし心機能が低下した状態では血液を駆出するだけの収縮力が得られないため、一回拍出量が低下してしまいます。
　　　循環器の患者さんには心機能が低下している人も多くいます。ショック状態の場合は例外ですが、低心機能の人に多量に輸液をする場合は循環不全を起こす可能性があるため、（医師からの指示であっても）輸液量・流速に注意して指示を受けるようにしましょう。

ミオコール®、ニトロペン® について
- 胸痛を訴える患者さんに対して、医師の指示の下、ミオコール®やニトロペン®舌下錠など、硝酸薬の一種であるニトログリセリンを用い、症状の緩和や薬の有効性を確かめます。
- 使用する前は12誘導心電図にて心電図変化の有無を確認し、また収縮期血圧も 90 mmHg 以下でないことを確認した上で使用するようにしましょう。
- 効果発現時間は約3分程度のため、患者さんに症状の改善の有無やバイタルサインを確認し、再度12誘導心電図にて心電図変化がみられるか確認しましょう。
- 心電図変化を伴う"薬剤有効"の胸痛であれば「狭心症」、心電図変化を伴うが"薬剤有効ではない"胸痛であれば「心筋梗塞」を引き起こしている可能性があるため、早期治療の介入が必要になります。

よくあるギモン

硝酸薬が禁忌の場合もあるの？
- 大動脈弁狭窄症（AS）や閉塞性肥大型心筋症（HOCM）の患者さんには、積極的に硝酸薬を使用していません。
- AS や HOCM では、左室駆出抵抗の増強により左室拡張機能が低下し、心拍出量も低下しています。
- 硝酸薬は冠動脈だけでなく静脈系の血管も拡張するため、前負荷が減り、さらに心拍出量の低下を引き起こすことで状態悪化につながるため、注意が必要です。

🐾 循環器系のアセスメント

📋 患者さんの訴えから疾患を想定する

- 例えば、もし患者さんに「胸が痛い」と言われたら、どう対応しますか？ まず、想定される疾患を思い浮かべながら、必要な情報を得られるよう全身状態を確認していきましょう。

胸痛から想定できる疾患

狭心症、心筋梗塞、心膜炎、心筋炎、急性大動脈解離、大動脈瘤、大動脈炎、肺塞栓、肺梗塞、胸膜炎　など

📋 全身状態を確認する

- 心電図モニターなどを装着しながら症状の確認をし、受け答えから意識レベルの確認や理解力の確認を評価していきましょう。

項目	確認するポイント
基本情報	年齢や既往歴／アレルギーの有無／内服薬の有無　など
症状の確認	痛みの部位や程度（NRS）／持続時間や回数／症状の起こり方や、どのような状況で出現したか／増悪傾向か／移動性はあるのか／放散痛の有無　など
意識レベル	GCS／JCS
心電図モニター・12誘導心電図	調律／心拍数／不整脈の有無／ST-T 変化の有無
呼吸	声は出ているか／息苦しさの訴えの有無／呼吸回数・呼吸様式／呼吸音・副雑音の有無／SpO₂
循環	冷感・チアノーゼ・顔色不良の有無／皮膚の湿潤の有無／尿量／血圧や脈拍数／四肢末梢動脈触知・左右差の有無／頚動脈 60 mmHg・大腿動脈 70 mmHg・橈骨動脈 80 mmHg（※動脈触知でわかる血圧）
頚静脈怒張の有無	頚動脈怒張 45°
浮腫の有無	4mm ・痕跡：2mm 程度 ・軽症：4mm 程度 ・中等：6mm 程度 ・重症：8mm 程度

注意！ 急性冠症候群（ACS）の場合、急性心不全を合併していることもあります。その場合は気管挿管、IABP や PCPS などの補助循環を用いた治療も必要になってくるため、心不全徴候の有無についても評価が必要です。

🐾 循環器系の治療やケア介入

● 全身状態を評価しながら、医師の指示のもと必要な治療やケア介入を行います。

循環器系のおもな治療やケア介入

・心エコー、X線撮影、採血などの検査
・酸素投与
・ルート確保
・膀胱留置カテーテル
・環境整備
・痛みの緩和
・不安の軽減
・安静

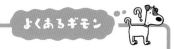

酸素投与は必須？

● かつては、急性冠症候群（ACS）の患者さんに MONA（M：モルヒネ、O：酸素、N：硝酸薬、A：アスピリン）に沿った治療が行われていました。

● しかし現在は、低酸素血症（SpO_2：90％未満）で心不全徴候のある患者さんに対しての酸素投与は推奨されていますが、SpO_2：90％以上の患者さんに対してルーチンの酸素投与は推奨されていません。

根拠 過剰酸素は、冠動脈収縮や活性酸素産生を増加させ、再灌流障害を引き起こす可能性があります。そのほかにも CO_2 ナルコーシス、吸収性無気肺などの有害事象のリスクがあることも知っておきましょう。

🐾 急変への対応

▦ 急変に備えよう

● いつ、急変に遭遇するかわかりません。自分の病院にある救急カートや除細動器が置いてある場所や中身は知っておくようにしましょう。

● また、急変に出くわしたとき、初めはとても不安があると思います。患者さんに声を掛けながら、まずは応援を呼び、人を集めることが大切です。

● それから患者さんの状態について、自分ができる範囲で評価・報告し、先輩看護師の助言や医師の指示の下、目の前の患者さんを救えるよう治療・ケアを行っていきましょう。

注意！ 心停止を起こした患者さんは6〜8時間前から予兆が現れているといわれており、特に呼吸回数に変化が出やすいとの研究結果も出ています。そのため、呼吸回数も合わせて評価することも大切です。

救急カート

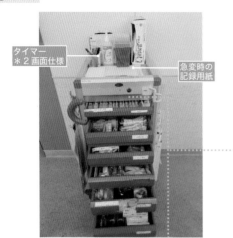

タイマー
＊2画面仕様

急変時の
記録用紙

除細動器

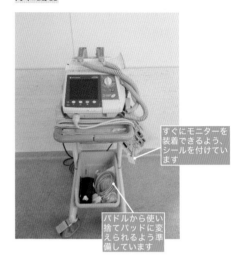

すぐにモニターを
装着できるよう、
シールを付けてい
ます

パドルから使い
捨てパッドに変
えられるよう準
備しています

 注目！

1・2段目：薬剤
3・4段目：ルート確保や採血セット、シリンジなど
5段目：気管挿管セット
6段目：ＢＶＭや酸素マスクなど
＊BVMはすぐに使用できるよう組み立てたまま収納しています。
7段目：輸液類

急変時の環境を整備しよう

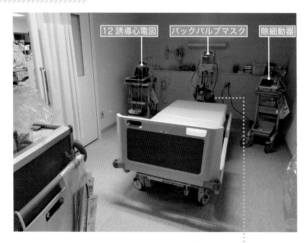

12誘導心電図　バックバルブマスク　除細動器

 注目！

看護師の役割として、環境整備もあります。空気や
温度、明るさなどの調整を行うことはもちろんです
が、急変時にすぐにベッドを移動したり、人が入れ
る空間が確保できるよう、日頃から患者さんのベッ
ド周囲を整えることもとても大切です。

 注目！

ヘッドボードは呼吸管理ができるよう外します。
頭もとには人が入れるよう、ベッド左右には心電
図やポータブルエコー、除細動器が配置できるよ
う余裕をもつことが大切です。

（吉澤あすみ、前田佳苗、武藤瑞穂）

② 主な疾患別・看護のポイント

循環器疾患の中でも特に重要な疾患について、看護のポイントに絞って解説します。症状の観察・モニタリング・服薬管理・患者指導など、ナースが必ずおさえておきたいポイントばかりです。しっかりマスターしておきましょう。

虚血性心疾患の看護

心電図モニタリング

- 致死性不整脈の出現やST-T変化に注意します。
- 特に発症初期は、心室期外収縮の頻度が高く、心室頻拍、心室細動などの致死性不整脈に移行しやすいです。
- 心筋のダメージの程度や狭窄・梗塞部位によって、出現しやすい不整脈もあるため注意が必要です。

血液検査

- 心筋酵素の確認のために時間ごとに採血します。
- 最高値に達した後は、医師の指示に従って採血フォローしていきます。

胸痛の確認

- 胸痛の出現に注意し、症状がある際の痛みの程度や、持続時間、頻度などを把握します。
- 12誘導心電図で記録をする場合は、前回の心電図と比較し、ST-T変化やブロックの有無などに注意して観察します。

循環動態のモニタリング

- スワンガンツカテーテル挿入中の患者さんの場合は血行動態が不安定であることが多く、血行動態モニター変動の早期発見に努め、変動があれば医師に報告します。
- 循環動態が不安定なため、全身状態の観察を行って異常の早期発見に努め、異常のある際は医師に報告し指示を仰ぎます。
- 急性期は抗凝固・抗血小板療法を行うため、出血傾向に注意します。

根拠 心筋がダメージを受けることで心臓のポンプ機能が低下し、急性心不全を起こす可能性があります。そのため心不全症状の有無の観察をすることも重要になってきます。

安静の保持

- 心臓に負荷がかからないよう労作に注意し、日常生活の援助（清拭介助、食事介助、排泄介助、内服管理、水分出納管理、移動介助）や指導を行います。

※急性期では心筋酸素消費を軽減させるために安静が必要となります。時には酸素吸入を行います。

排便コントロール

- 安静や環境の変化により便秘傾向になることも多く、便秘による努責は心負荷が増大するため排便のコントロールも重要になります。必要時は、医師へ下剤の処方を依頼します。

睡眠コントロール

- 突然の入院などによる環境の変化によって不眠になることが多いため休息のためにも睡眠状況を確認し、必要時睡眠導入剤などの薬剤も検討していきます。

根拠 食事をする、排便をする、入浴をするなど、一つ一つの動作は心臓に負担をかけます。これらの動作を立て続けに行い、心臓に大きく負担をかけることで発作を起こしやすい状態となります。
これを「二重負荷」といい、この状態を避ける援助や指導が必要となってきます。

精神面の援助

- 検査や処置、医師からの病態の説明などについて、患者さんが理解できているのかを確認します。
- また、検査や処置、病態の説明などにより不安が出現することもあるため、表出できる環境作りや傾聴を心掛け、理解が不十分な場合には再度説明を行うなど、不安の軽減に努めます。

よくあるギモン

狭窄・閉塞部位から起こり得る不整脈（または合併症）がわかるのはなぜ？
- 右冠動脈は洞房結節、房室結節、後壁、下壁の支配領域であり、右冠動脈が狭窄・閉塞された場合は徐脈や房室ブロックになることがあるため注意が必要です。
- このように冠動脈の支配領域によって、出現する症状などは異なることを知っておきましょう。

🐾 不整脈の看護

不整脈出現時の看護

- 心室性不整脈の出現により循環動態に異常が生じ、生命の危機に陥る危険があります。
- 早期発見、早期対応が重要になります。

心室期外収縮（PVC）

- 心室期外収縮（PVC）が散発・連発している状態から、心室頻拍（VT）・心室細動（Vf）などの致死性不整脈へ移行する危険性が高く、PVCの出現や頻度が多い場合には注意が必要です。
- ※特に、多発性、多源性、R on T型の場合は致死性不整脈出現の危険性が高いためモニタリングを行い、症状の出現や増悪、循環動態に注意を要します。医師の指示により抗不整脈の投与を行うこともあります。
- 電解質（特にカリウム値）の異常がないか確認する必要があります。

心室頻拍（VT）、心室細動（Vf）

- 第一発見者は、直ちに医師・看護師の応援を呼びます。
- 意識状態の確認、脈拍の触知、呼吸状態の観察を行います。

注意！ 第一発見者は患者さんの傍から離れないようにしましょう！

- 意識があり、脈拍が触知可能であれば12誘導心電図の実施、バイタルサインの測定を行い、抗不整脈薬投与にて不整脈の停止を試みます。
抗不整脈での効果がない場合は、電気的除細動を行います。
- 不整脈の出現による動悸や失神発作は患者さんの不安や恐怖につながるため、不安の軽減に努める必要があります。
- 意識がなく、脈拍の触知が不可である場合は、直ちに心肺蘇生を開始し、電気的除細動を施行します。

注意！ ほかのスタッフの応援を頼み、電気的除細動や救急カートの準備を依頼しましょう。

心房細動（AF）、心房粗動（AFL）

- 自覚症状の有無を確認します。
症状としては、動悸・めまい・ふらつき・呼吸苦などがあります。
- バイタルサインの測定を行い、12誘導心電図を施行します。

根拠 無秩序な収縮のため拍出量低下による血圧低下や、血栓形成による塞栓症状の出現の可能性があるため、呼吸状態や、神経学的所見も合わせて観察を行いましょう。

- 頻脈時は心筋の酸素消費量の増加による心筋虚血や心不全症状の出現の危険性もあるため、医師に報告していく必要があります。

注意！ 抗不整脈投与や電気的除細動を行うこともあるため、医師に確認していきましょう！

発作性上室頻拍（PSVT）

- 自覚症状の有無を確認しバイタルサインの測定を行い、12 誘導心電図を実施します。
- 医師に報告し、抗不整脈薬の投与の確認を行いましょう。

房室ブロック

Ⅰ度房室ブロック・Ⅱ度房室ブロック（ウェンケバッハ型）

- 特別な治療は要しないが、Ⅲ度の房室ブロックへ移行する可能性もあるためモニタリングを継続し、注意していく必要があります。

Ⅱ度房室ブロック（モビッツⅡ型）、完全房室ブロック、洞不全症候群（SSS）

- モニターで確認された場合は医師に報告していきます。
- 自覚症状や意識状態の確認、バイタルサインの測定、12 誘導心電図を実施します。
- 医師の指示によりアトロピンや、プレタノールの投与、緊急で体外式ペースメーカの挿入を行うこともあります。

注意！ アダムス・ストークス発作 (めまい・ふらつき・失神) や、心不全を合併する可能性があるため心不全症状にも注意していきましょう！
→アダムス・ストークス発作や心不全症状を有する場合は恒久的ペースメーカの植込みを行います。

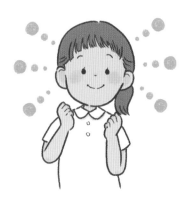

モニターシールの貼り方

- 病棟では 24 時間リアルタイムで心電図モニターでのモニタリングを行っています。
- 通常、左下の図のようにモニターシールを付けることが多いですが、患者さんによってはその貼り方では P 波が見にくかったり、QRS 波形が小さく見えたり、モニタリングしにくいことも多々あります。
- 感度や誘導、モニターシールの貼る位置を工夫してモニタリングしやすいようにしましょう。
- 右下の図のように、12 誘導心電図を参考に見やすい貼り方を試してみてもいいかもしれません。

通常の貼り方

さまざまな貼り方

(G) はアース

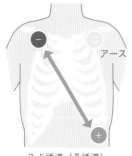

3 点誘導（Ⅱ誘導）

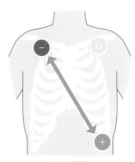

第Ⅱ誘導

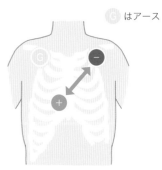

MCL1 誘導
（V1 の波形に近似する）

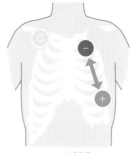

MCL5 誘導
（V5 の波形に近似する）

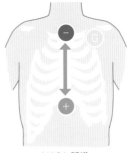

NASA 誘導
（V2 の波形に近似する）

🐾 心不全の看護

急性期の指導

- 患者さん自身が疾患を理解し病態の把握、治療の理解、患者さん自身で心不全の症状をセルフモニタリングしてマネジメントできるように関わっていくことが大切になります。
- 指導介入する時期は、心不全症状が落ち着き、会話によって呼吸・循環動態が悪化しないと判断されたときになります。

 注目！

心不全の管理は本人のみでは負担も大きいため、家族の協力が得られる場合は、家族にも指導を実施し協力が得られる体勢を作っていく必要があります。

- まずは心不全症状の理解を深めるために、症状の確認を日々一緒に行っていきます。

- また、血圧や体重の記入を毎日行い、習慣付けます。そこから比較できるよう指導し、早期受診の目安について説明します。

慢性期の指導

- 当院では指導の際に冊子を用いて指導しています。

心不全手帳

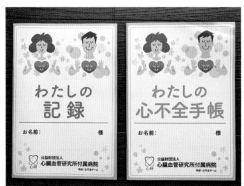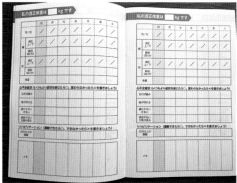

心不全の症状の理解

- 心不全の際に認める症状について、本人の自覚する症状と照らし合わせながら指導します。

 注目！

入院の際に本人が自覚していた症状が、心不全の症状であることを理解できると早期受診の行動につながります。

内服薬の管理

- 強心薬や利尿薬など、心不全治療に必要な内服薬も多く、薬についての理解も大切です。
- 薬剤師に服薬指導を依頼しましょう。また、内服の自己管理が難しい場合は、家族に協力を依頼していきます。

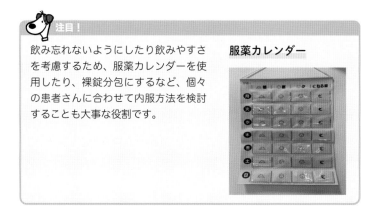

注目！

飲み忘れないようにしたり飲みやすさを考慮するため、服薬カレンダーを使用したり、裸錠分包にするなど、個々の患者さんに合わせて内服方法を検討することも大事な役割です。

服薬カレンダー

日常生活

- **食事**：塩分を制限するなど、バランスのとれた食事を心掛ける必要があり、栄養士に栄養指導を依頼します。本人だけではなく、食事を作っている家族にも理解してもらう必要があり、一緒に指導を受けることもあります。塩分は 1 日 6g 程度にしましょう。
- **入浴**：肩までの入浴は心臓に負担がかかるため、半身浴にするよう指導します。お湯の温度は 38〜40℃

くらいで、入浴時間は 5〜10 分以内にしましょう。また、冬季には脱衣所と浴室の温度差をなくすように注意します（血管収縮による血圧上昇など避けるため）。

- 嗜好品：喫煙により血管が収縮するため心臓に負担がかかるので、禁煙指導を行いましょう。アルコールは少量であれば血管を拡張させる作用がありますが、飲み過ぎないよう注意する必要があります。

水分制限

- 利尿薬内服により脱水になる可能性もあるので適度な水分摂取は必要ですが、過度な水分摂取をしないよう、医師と確認しながら指導していきます。

体重・血圧測定

- 朝食前に体重測定を毎日実施し、1 週間で ±2kg の増減がないか確認します。
- また血圧測定も行い、日々比較していくことが大切です。
- 体重の急激な増減、血圧低下・上昇がある際は、早期受診するよう指導を行います。

運動制限

- 二重負荷を避けるため、食事前後や入浴前後などは、すぐに活動しないよう指導します。
- 動作の間に 30 分から 1 時間の休憩をはさむよう説明しましょう。
- 退院前に心肺運動負荷試験（CPX）を行い、日常生活動作の許容範囲について検査することもあります。
- 運動の強度としては、図の「やや楽である」から「ややきつい」を目安に運動しましょう。運動量や時間については退院前に医師に確認しましょう。

最適な運動強度

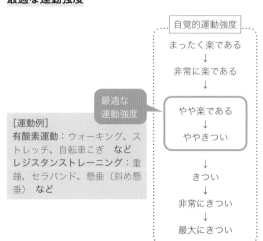

[運動例]
有酸素運動：ウォーキング、ストレッチ、自転車こぎ　など
レジスタンストレーニング：重錘、セラバンド、懸垂（斜め懸垂）　など

排便コントロール

- 便秘による怒責は血圧を上昇させ、心臓の負担を増加させます。
- 必要時、医師へ内服薬などの処方を依頼し、コントロールしていきます。

感染予防

- 上気道・呼吸器感染症は心不全増悪因子にもなるため、感冒症状には注意し早期受診するよう説明します。
- また、予防接種の実施や手洗い・うがいの必要性も説明しましょう。

🐾 弁膜症の看護

自覚症状の有無

- 心不全症状：呼吸困難、起坐呼吸、発作性夜間呼吸困難、嘔気、嘔吐、食欲低下、倦怠感。
- 血栓塞栓症状：手足のしびれ、冷感、麻痺、言語障害、頭痛、痙攣。

他覚的症状の有無

- 心不全症状：血圧、心拍数・脈拍数、頸静脈の怒張、尿量、体重、浮腫、肝腫、腹水。

※血圧低下、尿量低下は低心拍出の徴候です。低心拍出の程度、後負荷の進行の程度を評価し、安静度の見直し、援助の検討につなげます。

頚静脈の怒張

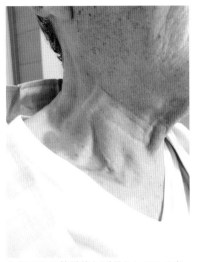

下肢浮腫

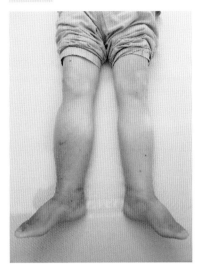

右心不全の特徴的な所見としてみられ、
坐位でも観察することができます。

浮腫の確認

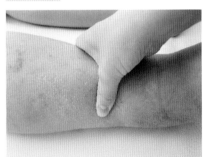

①5秒間押し続ける。

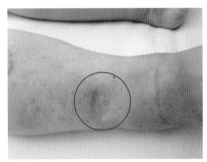

②皮膚が10秒以上凹んだままだと浮腫。

- 血栓塞栓症状：意識レベル、麻痺、瞳孔、四肢の冷感、チアノーゼ、各末梢動脈の触知。

安静の保持

- 安静に応じた日常生活の援助（清拭介助、食事介助、排泄介助、内服管理、水分管理、移動介助）を行います。

苦痛の軽減

- 体位の工夫、苦痛の増強因子の除去、医師の指示に従い薬剤投与を行います。

精神的サポート

- 医療者の言動を統一して処置や検査の説明を行い、患者さんの考えや思いを傾聴し、キーパーソンとの関わりを支えます。

患者指導

- 安静の必要性、輸液・酸素療法の必要性、水分制限の必要性について説明します。
- 生活指導については心不全指導に準じます。

注意！ 腹痛や背部痛も腹部臓器の虚血による症状の可能性があるため注意が必要です！

注目！ 外科的治療が必要な患者さんに対して、本人の受け止め方や不安の表出ができるように関わっていく必要があります。

注意！ 弁膜症のある患者さんは、心不全症状が出現する危険性もあるため注意していく必要があります。

71

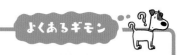

弁膜症で塞栓症に気をつけるのはなぜ？
- 弁膜症により左心房に負荷がかかることで左心房が拡大し、心房細動をきたしやすくなります。
- そのため、うっ滞による血栓の形成が起こり、脳梗塞は肺塞栓などの塞栓症を引き起こす可能性があります。

心筋疾患の看護

心筋症の看護

自覚症状の有無
- 動悸、息苦しさ、めまい、失神。
- **心不全症状**：呼吸困難、起坐呼吸、発作性夜間呼吸困難、嘔気、嘔吐、食欲低下、倦怠感。

他覚症状の有無
- **心不全症状**：血圧、心拍数・脈拍数、頸静脈の怒張、尿量、体重、浮腫、肝腫、腹水。

注意！ 拡張型心筋症では、主に左心室の心腔拡張と心機能が障害され早期から心不全に陥る場合が多いです。

- 不整脈を発生しやすく、致死性不整脈により突然死に至ることもあるため、注意を要します。
- バイタルサイン測定。
- 水分出納、体重の管理。

安静の保持
- 安静に応じた日常生活の援助（清拭介助、食事介助、排泄介助、内服管理、水分出納管理、移動介助）を行います。

苦痛の軽減
- 体位を工夫して苦痛の増強因子を除去し、医師の指示に従って薬剤を投与します。
- ※心負荷を最小限にするため、二重負荷（2つの以上の動作を連続して行うことにより、心臓に生じる負荷）を避け、また短時間で行えるように複数で介助をすることも必要です。
- ※カテコールアミン製剤などを持続的に末梢静脈から点滴することもあるため、血管痛や静脈炎に注意し、これらの症状がある場合は早期に除去し、場合によってはCV（中心静脈カテーテル）やPICC（末梢挿入型中心静脈カテーテル）挿入を検討しましょう。

精神的サポート
- 医療者の言動を統一して処置や検査の説明を行い、患者さんの考えや思いを傾聴し、キーパーソンとの関わりを支えます。

注目！ 外科的治療（心臓移植）が必要な患者さんに対して、本人の受け止め方や不安の表出ができるように関わっていく必要があります。

生活指導
- 生活指導については心不全指導に準じます。

注意！ 心筋症による心不全症状の悪化がないよう指導していくことが必要になります。

よくあるギモン

ACPって何?
● アドバンス・ケア・プランニング（ACP）とは、将来の変化に備え、将来の医療およびケアについて、患者さんを主体に、その家族や近しい人、医療・ケアチームが、繰り返し話し合いを行い、患者さんの意思決定を支援するプロセスのことです。
● 患者さんの人生観や価値観、希望に沿った、将来の医療およびケアを具体化することを目標にしています。

心筋炎の看護

自覚症状の有無
● 風邪の症状や消化器症状、胸痛に注意します。
● 心筋の炎症や壊死により左室収縮不全を起こしている場合があり、左心不全をメインとした心不全症状の有無に注意します。

他覚症状の有無
● 致死性不整脈の有無を確認します。
● バイタルサインやフィジカルアセスメント、モニター管理にて異常の早期発見に努めます。

安静の保持
● 安静に応じた日常生活の援助（清拭介助、食事介助、排泄介助、内服管理、水分出納管理、移動介助）を行います。

感染予防
● 手洗い、うがい、口腔ケアなどの基本的な感染症対策を指導する。

注目！
● 心不全加療や不整脈の治療が適切に行われているか、確認します。
● 補助循環を使用している場合は、機器の管理や刺入部、出血、浮腫などを観察します。

動脈疾患

大動脈瘤

自覚症状の有無
● 胸背部症状、嚥下困難、嗄声。
● 腹部症状（腹痛、腰痛、消化器症状、拍動）。
● 排便コントロールの状況。

他覚的症状の有無
● バイタルサイン、末梢動脈触知、腸蠕動、尿量、水分出納、腹囲測定。

安静の保持
● 安静に応じた日常生活の援助（清拭介助、食事介助、排泄介助、内服管理、水分出納管理、移動介助）を行います。
● 血圧上昇因子である、連続した動作、精神的不安、緊張を最小限にするようケアを行いましょう。

生活指導
● 確実な内服、減塩食、禁煙、血圧コントロール、排便コントロールの指導を行います。

根拠　便秘は、腹圧の上昇、努責による心拍数の増加、血圧上昇につながるため、排便コントロールが重要となります。

注意！　腹部大動脈瘤を起因とした塞栓症は下肢に出現することがほとんどであり、症状出現に注意しましょう。

▦ 大動脈解離

自覚症状の有無

- 呼吸様式、呼吸音、呼吸苦、咳嗽、血痰。
- 疼痛の有無・程度を確認します。

他覚的症状の有無

- 血圧：変動・脈圧、降圧薬の使用状況を把握します。
- モニター管理。
- 体重、尿量、水分出納管理。
- 末梢循環、動脈触知の有無。
- 排便コントロールの状況。

解離による閉塞（狭窄）部位による症状の違い

- 血圧：変動・脈圧、降圧薬の使用状況を把握します。

根拠 安静臥床に伴う腰痛も出現します。疼痛は血圧上昇につながるため、疼痛コントロールは重要です。

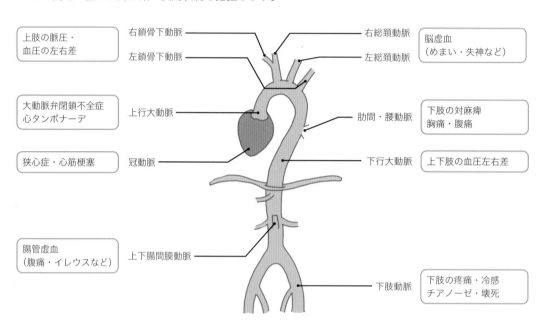

上肢の脈圧・血圧の左右差	右鎖骨下動脈 → 右総頸動脈 → 脳虚血（めまい・失神など）
	左鎖骨下動脈 → 左総頸動脈
大動脈弁閉鎖不全症 心タンポナーデ	上行大動脈 肋間・腰動脈 → 下肢の対麻痺 胸痛・腹痛
狭心症・心筋梗塞	冠動脈 下行大動脈 → 上下肢の血圧左右差
腸管虚血（腹痛・イレウスなど）	上下腸間膜動脈
	下肢動脈 → 下肢の疼痛・冷感 チアノーゼ・壊死

服薬管理

- 確実な与薬、点滴管理、疼痛緩和を行います。

安静の保持

- 安静に応じた日常生活の援助（清拭介助、食事介助、排泄介助、内服管理、水分出納管理、移動介助）を行います。
- 安静に対する理解や、精神的・身体的苦痛、精神状態、睡眠状況を確認します。

生活指導

- 確実な内服、減塩食、禁煙、血圧コントロール、排便コントロールの指導を行います。

閉塞性動脈硬化症

自覚症状の有無
- 疼痛やしびれなど。

他覚症状の有無
- 下肢の色調不良、冷感、動脈触知、傷、知覚・運動障害。

薬物療法
- 確実な投薬に努めます。

安静の保持
- 安静に応じた日常生活の援助（清拭介助、食事介助、排泄介助、内服管理、水分管理、移動介助）を行います。

生活指導
- 感染予防、フットケア。
- 生活習慣の見直し。
- 動脈硬化を予防することが大切です。禁煙、運動習慣をつけることやバランスの良い食事を行うこと、内服薬がある場合は確実に服用するように指導を行います。

> **注目！**
> - 疼痛管理、下肢の保温を行います。
> - 症状悪化の早期発見に努めましょう。

肺血管・動脈疾患の看護

肺高血圧症の看護

自覚症状の有無
- **右心不全を主とした症状**：肝腫、浮腫、体重増加、食欲低下、嘔気・嘔吐。

他覚症状の有無
- 呼吸苦の有無、SpO₂・呼吸数など、呼吸状態を評価します。

※必要時には酸素を投与します。

安静の保持
- 安静に応じた日常生活の援助（清拭介助、食事介助、排泄介助、内服管理、水分出納管理、移動介助）を行います。

薬物療法
- 肺血管拡張薬や利尿剤など確実な投薬に努めます。

生活指導
- 生活習慣を見直します。過度な活動は避け、塩分を控えた食事、確実な内服、禁煙、感染予防、妊娠・出産は禁忌とされていることなどを指導します。

> **注意！**
> 薬効である血管拡張作用による副作用にも注意！

肺血栓塞栓症（PTE）・深部静脈血栓症（DVT）の看護

自覚症状の有無
- **右心不全を主とした症状**：肝腫、浮腫、体重増加、食欲低下、嘔気・嘔吐。
- 胸痛、頻脈。

他覚症状の有無
- 呼吸苦の有無、SpO₂・呼吸数など、呼吸状態を評価します。

※必要時には酸素を投与します。
- 下肢の腫脹や色調不良。

> **注目！**
> ホーマンズ徴候：仰臥位で少し膝を屈曲させ、即関節を背屈させ疼痛が生じれば陽性です。

安静の保持

- 安静に応じた日常生活の援助（清拭介助、食事介助、排泄介助、内服管理、水分出納管理、移動介助）を行います。
- 新たな DVT 予防のためにも早期離床や運動療法を行います。

薬物療法

- 抗凝固療法や血栓溶解療法など、確実な投薬を行います。

 注意！ 出血に注意しましょう！

生活指導

- 生活習慣を見直します。
- 運動習慣をつけること、バランスの良い食事、水分摂取、禁煙、同一体位の場合でも弾性ストッキングの着用や足を動かすよう指導します。

🐾 心膜疾患の看護

▊ 感染性心内膜炎の看護

自覚症状の有無

- 発熱、悪寒、倦怠感、食欲不振や体重減少。
- 心不全症状。

他覚症状の有無

- 聴診：心雑音。
- 視診：オスラー結節（手足の指の先端での有痛性紅斑）、ジェーンウェイ斑（掌や足の無痛性紅斑）、ロス斑（眼底の毛細血管の閉塞と周囲の出血）。
- 塞栓症状。

感染予防

- 抗菌薬の確実な投与、清潔の保持。

注目！ 塞栓症状や心不全症状など異常の早期発見に努めましょう。

注目！ IE では抗菌薬を長期投与しなければならず、その分長期入院を強いられます。急変への不安と制限ある入院生活でストレスを抱えやすいため、メンタルケアも大切です。

▊ 心膜炎の看護

自覚症状の有無

- 胸痛：特に深呼吸（吸気時）、仰臥位時に増強します。
- 発熱などの風邪症状。

他覚症状の有無

- 聴診：心膜摩擦音の有無を確認します。前屈座位の呼気時に胸骨左縁下部に膜型を当てると聴取されます。
- 視診：頸静脈怒張（＋血圧低下、心音減弱と合わせてベックの３徴候といいます）＝心タンポナーデの所見の有無。
- 触診：浮腫、肝腫大＝右心不全症状の有無。

安静の保持

- 安静に応じた日常生活の援助（清拭介助、食事介助、排泄介助、内服管理、水分出納管理、移動介助）を行います。

鎮痛・炎症コントロール

- NSAIDs やコルヒチンによる鎮痛・炎症コントロール。

感染予防

- 手洗いうがいなどの基本的な感染症対策を指導します。

 注目！ 開心術後や PVI（肺静脈隔離術）後に心膜炎を合併する患者さんも多くいらっしゃいます。エコー検査で心膜液の貯留で発見されることも多くありますが、看護師が心電図モニターでのＳＴ変化（ST 上昇）に気付き、また患者さんからの症状の訴えを機に発見されることもあります。術後に起こりうる合併症を踏まえながら、患者さんの観察を行うことも大切です。

（吉澤あすみ、前田佳苗、武藤瑞穂）

5章

見落としてはいけない心電図波形

① 心電図の基礎知識

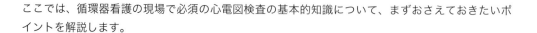

ここでは、循環器看護の現場で必須の心電図検査の基本的知識について、まずおさえておきたいポイントを解説します。

🐾 12 誘導心電図とモニター心電図

	12 誘導心電図	モニター心電図
電極の数	胸部 6 個＋四肢 4 個	3 個
誘導数	12 誘導	3 誘導
取り付け時の体位	仰臥位	前胸部が見えれば何でもよい
記録中に患者さんは動けるか	動けない	動ける
持続的な記録は可能か	通常は 10 秒間記録	可能
どんなときに必要か	胸痛や動悸症状があるとき	心臓の状態を長時間監視したいとき パルスオキシメーターも表示可能
確認すべきこと	心筋虚血の有無（ST-T 変化） 心筋虚血の部位（ST 上昇） 不整脈の診断・起源の特定	心拍数の変動は適切か 重篤な不整脈の出現がないか 患者さんの急な変化がないか
監視できる場所	ベッドサイド	ベッドサイド ナースステーション

- 12 誘導心電図は、複数の誘導を組み合わせて波形の形態を理解するのに有用です。誘導によって P 波、QRS 波の形態や、ST-T 部分の見えやすさが異なり、不整脈の起源や ST-T 部分の異常を確認するために必要です。
- モニター心電図は、長時間にわたり心拍のモニタリングをする（正常なリズムで心臓が動き、かつ適切な心拍数となっているかを監視する）のに有用です。
- モニター心電図では、不整脈を感知するとアラームが鳴るため、その場で異常に気付くことができます。

注目！

12 誘導心電図では 12 方向の視点から心臓を見ており、モニター心電図ではこのうち 1 つの誘導（視点）だけを選んで見ています。

各誘導のみている方向

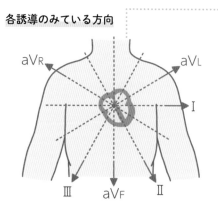

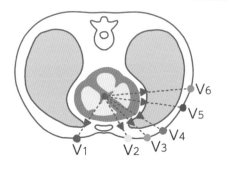

実線の矢印の向きは電気興奮の向かう方向を示す。

🐾 モニター心電図を記録してみよう

📋 電極の装着部位

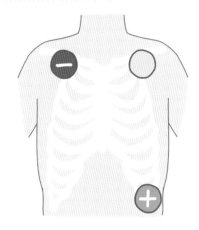

- 電極の種類は、陽極（緑色）、陰極（赤色）、アース（黄色）が一般的です。
- 心臓の電気興奮は右上から左下方向に向かうため、通常は陽極を左側の肋骨下部、陰極を右鎖骨下、アースを左鎖骨下につけると波形が見えやすくなります。
- 上記の電極装着位置でとれる波形は12誘導心電図のⅡ誘導に近い波形となり、P波、QRS波、T波がいずれも陽性となることから、心臓の状態を観察するのに適した波形となります。

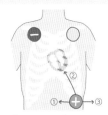

通常の貼り方のアレンジ
①P波が小さい→陽極を中心方向に
②QRS波が小さい→陽極を心尖部に
③QRS波の高さが揺れる→陽極を左方向に

こんなときはどうしたらいい？

- **筋電図が入りやすい場合は……**
  陰極を胸骨柄や鎖骨上の平らな部分に装着するとよい場合があります。

- **呼吸器疾患や心疾患のある患者さんでは……**
  通常の電極装着位置ではP波やQRS波が見えにくいこともあるので、その際には電極の位置を変更する必要があります。

- **P波が見えにくい場合には……**
  陽極を胸骨下端に、陰極を胸骨柄に装着するか（NASA誘導）、もしくは陽極をV1もしくはV2誘導の位置に、陰極を胸骨柄に装着しましょう（CM2誘導）。それでも見えにくい場合には、陰極を左鎖骨下遠位端に装着すると（CS2誘導）、12誘導心電図のV1誘導もしくはV2誘導に近い波形となり、P波が見えやすくなります。

- **ST変化が見えにくい場合や、Ⅱ誘導では波高が小さくて見えにくい場合には…**
  陽極を心尖部に近いV5の位置、陰極を胸骨柄に装着するCM5誘導とすると、波高が大きく、判別しやすい波形が得られる場合が多いです。

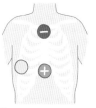

NASA
陽極（胸骨下端）・陰極（胸骨柄）
P波が見えやすい

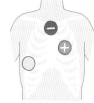

CM2
陽極（V2）・陰極（胸骨柄）
P波が見えやすい

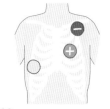

CS2
陽極（V2）・陰極（左鎖骨下）
P波が見えやすい

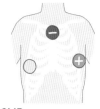

CM5
陽極（V5）・陰極（胸骨柄）
ST部分が見えやすい

きれいな波形を記録するための工夫

- 電極装着の前に、皮膚の汚れや皮脂を取り除く必要があります。アルコール綿もしくは清拭用タオルで皮膚を拭いておきましょう。
- 乾燥肌の場合には、保湿クリームを薄く塗り、クリームが乾いてから電極を装着してもよいでしょう。
- 胸毛が多く、電極が浮いてしまう場合には剃毛させてもらいましょう。
- 皮膚かぶれの予防のため、できれば1日1回は電極を貼り替えましょう。テープにかぶれやすい患者さんの場合には、かぶれ防止効果のある電極を使用してもよいでしょう。

装着中の注意点

- モニター心電図を装着する理由を確認しましょう。それによって、アラームを設定する心拍数や波形の見るべき部分が異なります。
- アラームが鳴った場合には、まず患者さんの状態を確認しましょう。動悸、息切れ、胸痛、気が遠くなる感じなどの自覚症状がないか確認し、緊急性がある場合にはすぐに医師に相談しましょう。また、可能であれば心電図波形を印刷して残しておきましょう（後で相談したり勉強したりするときに役立ちます）。
- 緊急性のない場合であっても、アラームが頻回に鳴る場合にはその原因に対する対応（薬剤の調整など）について医師と相談しましょう。
- 今後ペースメーカを植込む可能性がある患者さんや、すでに植込まれている患者さんでは、左鎖骨下（利き手が左側の場合は右鎖骨下）やペースメーカ上の皮膚には電極を貼らないようにしましょう。皮膚が傷つく可能性があります。

🐾 12誘導心電図を記録してみよう

電極の装着部位

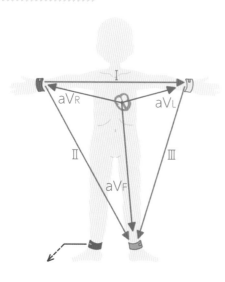

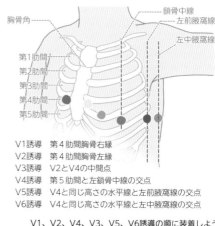

V1誘導　第4肋間胸骨右縁
V2誘導　第4肋間胸骨左縁
V3誘導　V2とV4の中間点
V4誘導　第5肋間と左鎖骨中線の交点
V5誘導　V4と同じ高さの水平線と左前腋窩線の交点
V6誘導　V4と同じ高さの水平線と左中腋窩線の交点

V1、V2、V4、V3、V5、V6誘導の順に装着しよう

注目！

肢誘導は、右足（黒色）、左足（緑色）、右手（赤色）、左手（黄色）です。間違えないように、自分で順番を決めておくとよいでしょう。
クリップ電極の場合には、ペースト（カルジオクリーム）を皮膚に塗っておくときれいな波形が記録できます。

注目！

胸部誘導は、第4肋間を見つけるところから始まります。左右の鎖骨の間でくぼんだ部分の下に胸骨があります。盛り上がった部分が胸骨角であり、その両端に第2肋骨が付着しています。胸骨角の右斜め下の肋間が右第2肋間で、そこから2つ下の肋間が第4肋間です。
胸部誘導を付ける順番は、V1、V2、V4、V3、V5、V6がよいでしょう。

- 心電図を記録する際には前胸部を出す必要があり、カーテンを閉める、女性の場合は電極装着後に胸部にタオルをかけるなどの配慮が必要です。
- 体位は仰臥位が基本です。胸部に加えて、両手首、両足首の素肌が出るようにしましょう。
- 緊急時に慌てないために、余裕のあるときに積極的に電極の付け方を確認しましょう。

🐾 心電図を読んでみよう

心電図波形（1拍分）

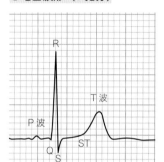

1mm
0.04 秒

0.2 秒
5mm

根拠

小さな1マスは0.04秒であり、1分間（＝60秒）は1,500マスとなります。QRS波間のマス目を数えてみて、「1,500÷QRS間の小さなマス目の数＝心拍数（拍/分）」と計算することができます。

- 12誘導を全て見るのは難しいですが、見落としがないようにいつも同じ順序で心電図を見るようにしましょう。
- 患者さんが胸痛症状を訴えている場合には、まずST部分の異常がないか確認しましょう。胸痛症状にST上昇やST低下を伴うようであれば、緊急で医師に連絡する必要があります。
- 落ち着いて波形を確認できる場合には、心拍数、P波とQRS波が1対1で見えるか、QRS波、ST部分、T波、P波、PR時間の順に確認しましょう。

🔲 ①心拍数を確認する

- 心拍数は自動計測で出ることが多いですが、マス目から計算できるように準備しておきましょう。

🔲 ②P波とQRS波が1対1で見えるか

- P波（心房の興奮）とQRS波（心室の興奮）が1対1伝導でない場合、心房から房室結節までの伝導性が障害されていると考えます（房室ブロック）。
- 房室ブロックには、早めの対処が必要なもの（完全房室ブロック、高度房室ブロック、モービッツⅡ型房室ブロック）と経過観察でよいもの（ウェンケバッハ型房室ブロック）があります。

🔲 ③QRS波を確認する

- QRS波は電気興奮が心室筋に伝わる様子を表しています。QRS波の幅、高さに注目しましょう。
- 全ての誘導をみる必要はなく、四肢誘導ではⅠ誘導、Ⅱ誘導を、胸部誘導ではV1誘導からV5誘導までを確認しましょう。

- QRS波の幅は正常で0.06〜0.10秒程度です。0.12秒（小さな3マス）以上となる場合には、右脚/左脚ブロックなどの伝導障害や心筋障害を疑います。脚ブロックの診断には、I、V1、V6誘導を確認しましょう。
- QRS波の高さは、四肢誘導で5mm以内、胸部誘導で10mm以内であれば低すぎる（低電位）状態です。肥満や肺気腫で電極が心臓から離れている可能性もありますが、心筋梗塞、心筋症、心嚢水貯留でもみられる所見です。手足のむくみがあれば、四肢誘導が低電位となる場合もあります。

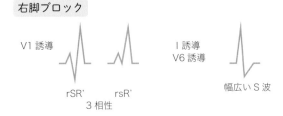

脚ブロックの波形

右脚ブロック

V1誘導　rSR'　rsR'　3相性

I誘導 V6誘導　幅広いS波

左脚ブロック

V1誘導　rS　QS

I誘導 V6誘導　単相性もしくは2相性（ノッチ）

④ ST部分を確認する

- QRS波からT波までの間をST部分とよび、全ての心室筋が興奮して収縮している時間を表します。
- ST部分は基線（T波の終わりからP波の始まりまで）と同じ高さであることが正常です。
- ST部分の低下や上昇がないか確認します。1つの誘導ではわからないこともあるので、全体的に確認します。ST上昇は緊急処置を必要とする場合が多いため、見落とさないようにしましょう。
- 急性心筋梗塞後の左室瘤では急性期に上昇したST部分が上昇したままとなる場合があります。冠動脈疾患急性期の症例では、経時的な変化も見てみるとよいでしょう。

⑤ T波を確認する

- T波は心室筋の興奮がさめていく様子を表します。
- T波の高さに明確な基準値はありませんが、R波の半分を超えない程度と考えます。
- T波はQRS波と同じ向き（QRS波が陽性であればT波も陽性）となるのが正常です（V1、aVR誘導は例外です）。
- T波が高い場合には、電解質異常や心筋虚血を疑います。

⑥ P波を確認する

- P波は心房興奮を表します。I誘導、II誘導、V1誘導を確認しましょう。
- 洞結節から電気的興奮が出ている状態を洞調律といいます。洞結節は右心房内にあり、心臓の中では右上に位置します。洞調律では、I誘導、II誘導で陽性の波形となります。

⑦ PQ時間を確認する

- PQ時間は、心房筋と心室筋の境界部にあたる房室結節に電気興奮が伝わる様子を表しています。II誘導で測定し、PQ時間は0.12秒（小さな3マス）以内が正常です。
- それよりも長く、P波とQRS波が1:1伝導となっている場合は、I度房室ブロックと呼びます。著明な延長でなければ経過観察でよいです。
- P波が見えない場合もあり、その場合には洞結節が興奮しない洞停止、洞結節の興奮が心房に伝わらない洞房ブロックの可能性があります。
- 明確なP波がなく、基線が不規則に揺れている場合には心房細動（多くの場合QRS波の間隔も不規則です）が、QRS波形以外にのこぎり状のギザギザとした規則正しい波形がみえる場合には心房粗動が疑われます。

（廣田尚美）

② 新人ナースは、まずこの波形を おさえよう！

心電図が苦手ナースは多いと思いますが、ここでは、新人ナースが最低限おさえておきたい重要な波形・見落としてはいけない波形に絞って、そのポイントを解説します。

🐾 心室細動

🔵 心室細動と意識消失

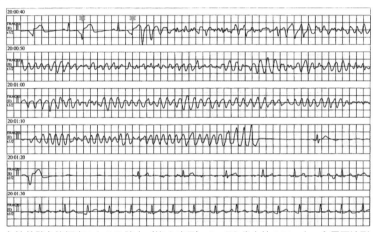

急性前壁心筋梗塞のため入院中（第2病日）の、73歳女性のモニター心電図波形

 注目！

1拍目のQRS波形では、T波に注目！ QRS波形は上向きですが、T波の部分では下向きの幅の広い波形が確認されます（＊）。普段のT波は最下段の波形であり、＊の波形が異常であることがわかると思います。＊はT波と同じタイミングで出た心室期外収縮（R on T型の心室期外収縮）と考えられます。
2拍目のQRS波形では、R on T型の心室期外収縮（＊）をきっかけとして、波形の高さ、幅、間隔が不規則な速い波形が連続しています。心室細動です。

- 上の症例では心室細動は幸いにも30秒間程度で自然停止していますが、患者さんは一時的に意識消失していました。
- 心室細動が持続して意識が戻っていない場合は、すぐに胸骨圧迫を開始し、周囲のスタッフを呼びましょう。
- 心室細動は有効な心拍出が得られず、放置すれば死に至る緊急性の高い不整脈です。短い発作であっても、脳虚血による意識消失が起こりえます。意識消失して崩れ落ちた患者さんは頭部など外傷の可能性があります。状態が落ち着いたら外傷の有無も確認しましょう。

🐾 心室頻拍

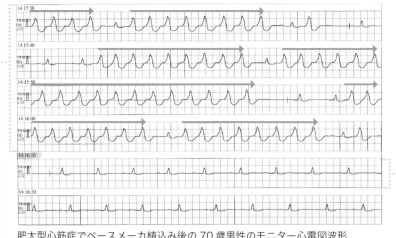

肥大型心筋症でペースメーカ植込み後の 70 歳男性のモニター心電図波形

矢印の部分で幅の広い QRS 波が繰り返しみられます。この部分の心拍数は約 115 回/ 分で、非持続性心室頻拍の波形です。

ペースメーカ植込み後で、普段は心房・心室ともセンシングの波形（P 波、QRS 波ともに自己波形、つまり先行するペーシングスパイクがなく、幅が狭い波形）です。

📋 心室頻拍に出会ったら……

- 心室頻拍には、30 秒以内に停止する非持続性心室頻拍と、30 秒間以上持続する持続性心室頻拍があります。
- いずれにしても、まず患者さんの動悸、息切れ症状や意識消失がないか確認しましょう。
- 冠動脈疾患が背景に隠れている場合もあるので、心室頻拍の出現前に胸痛症状がなかったかも問診しましょう。

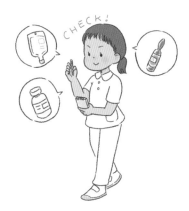

🐾 洞不全

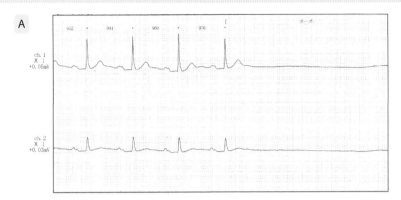

注目！

洞調律のP波とそれに続くQRS波形が4拍続いた後、心静止の状態となっています。心静止の理由はP波が出ない、つまり洞結節の興奮がみられないこと（洞停止）であり、洞不全症候群と診断できます。

注意！

心静止の間は心拍出がないため、意識消失の危険性があります。

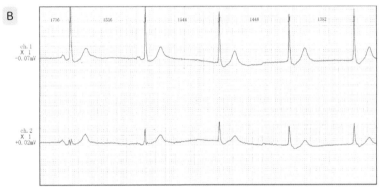

ふらつき症状のため受診した、71歳男性のホルター心電図波形。
※波形の見方はモニター心電図や12誘導心電図と同じです。

注目！

洞調律の波形が2拍続いた後（心拍数は38回/分）、先行するP波を伴わない幅の狭いQRS波が3拍続きます。これは、房室接合部といわれる房室結節周囲の組織が補充の脈（接合部補充調律）を自律的に出している状態です。

🟩 洞不全と接合部補充調律

- 接合部補充調律が出ている間は、心拍出が保たれるため意識消失には至りませんが、労作時には脈拍数が上昇せず、息切れ症状がみられる場合があります。
- 心臓の刺激伝導系は自律神経系の支配を受けており、洞停止の際には同じ患者さんであっても、自律神経系のバランスにより心静止、房室接合部補充調律のいずれも起こりえます。

🐾 房室ブロック

完全房室ブロック

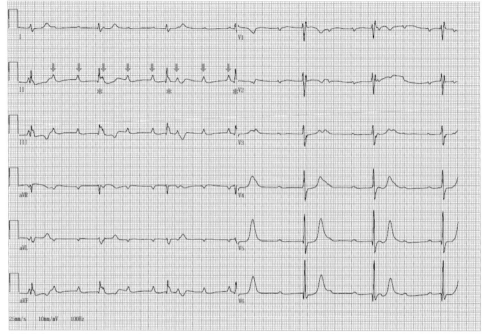

意識消失のため受診した 65 歳女性の 12 誘導心電図

 注目！

II 誘導をみると、P 波は 107 回 / 分の頻度で出現していますが、P 波（⬇）のあとに 1 対 1 で連続する QRS（＊）波形がありません。

QRS 波形をみると、先行する P 波との間隔がバラバラです。3 拍目の QRS 波と P 波の間隔は正常範囲内にも見えるので、P-QRS が連続しているか判断に迷うかもしれませんが、QRS 波の心拍数は 38 回 / 分の頻度でほぼ一定であり、心房と心室はそれぞれ別のタイミングで動いていると考えてよいでしょう。

➡心房と心室の伝導が連続しない状態、完全房室ブロックと診断します。

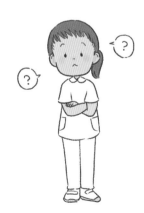

2：1 房室ブロック

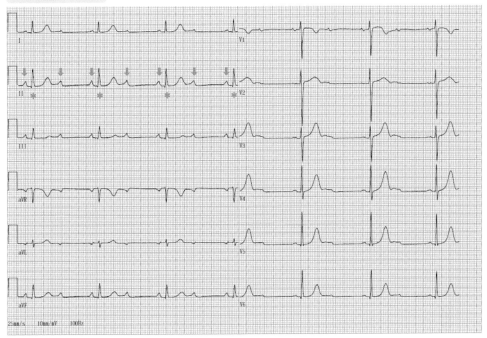

80歳女性の12誘導心電図

 注目！

P波（↓）は78回/分の頻度で興奮しており、P波とQRS（＊）波の間隔は正常範囲内で、2回に1回は連続しているように見えます。QRS波の興奮頻度は39回/分であり、P波の興奮頻度の半分です。

➡ 2：1 房室ブロックと診断されます。

房室ブロックの種類

● 房室ブロックはその程度によって、I度、II度（ウェンケバッハ型もしくはモービッツII型）、III度（完全房室ブロック）房室ブロックに分類されます。

● また、I〜III度の分類とは別枠として、P波とQRS波の対応（伝導比）が2対1となるものを2：1房室ブロック、3対1以上のものを高度房室ブロックと呼びます。

● II度、III度、高度房室ブロックで徐脈に伴う自覚症状がある場合には、ペースメーカ植込みの適応です。

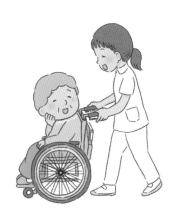

🐾 心房細動・心房粗動

心房細動

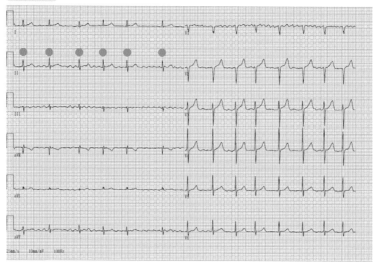

動悸症状のため受診した 67 歳男性の 12 誘導心電図

基線が細かく揺れていて P 波を認識することができず、QRS 波の間隔もバラバラです（●）。

➡ この状態を心房細動と呼びます。

心房粗動

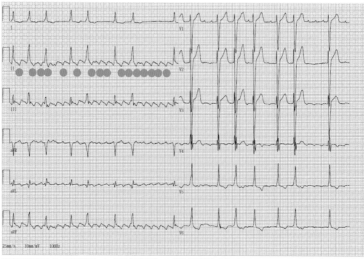

動悸症状のため受診した 74 歳男性の 12 誘導心電図

II 誘導では基線が下向きにギザギザとした状態（鋸歯状波）（●）となっていて通常の P 波を認識することができず、鋸歯状波の興奮頻度は 300 回 / 分です（これが心房の心拍数です）。

➡ 心房波の形状や興奮頻度から、心房粗動と診断できます。

心房細動とは

- 心房細動では、心房は 350 回／分以上の頻度で細かく興奮します。
- その速い心房興奮が、房室結節でランダムに間引きされることで、心室の興奮は不規則な状態となります。
- 心房細動時の心拍数は心室興奮の頻度をみており、房室結節の伝導性が良い場合は頻脈に、伝導性が悪い場合は徐脈になります。

心房粗動とは

- 心房粗動では、250〜350 回／分の頻度で心房が興奮しています。
- 心室興奮の頻度は心房細動と同様に房室結節の伝導性によって決まり、QRS 間隔が不規則な場合もしばしばあります。

急性心筋梗塞

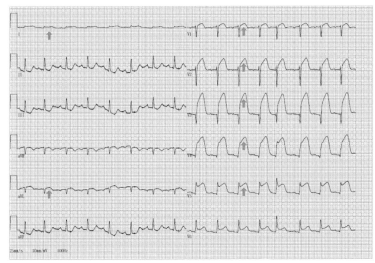

胸痛症状のため受診した、83 歳女性の 12 誘導心電図

 注目！

胸痛があるので、ST-T 部分にまず着目すると、I 誘導、aVL 誘導、V1〜V6 誘導で ST 上昇（⬆）を認め、II 誘導、III 誘導、aVF 誘導で ST 低下を認めます。
➡ ST 上昇型急性前壁心筋梗塞の心電図所見です。
ST 部分以外では、V1〜V3 誘導で R 波の振幅が低く（この所見は「R 波増高不良」を示します。通常の R 波は V1 誘導から V3 誘導にかけて順に高くなっていきます）、V4 誘導では Q 波を認めます。
➡ R 波増高不良、異常 Q 波のいずれも、左室前壁における心筋壊死を反映した所見です。

ST 上昇の鏡面像

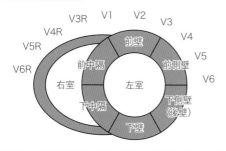

梗塞部位	ST 上昇	ST 低下（鏡面像）
前中隔〜前壁	V1-4	II, III, aVF
側壁	I, aVL, V5-6	II, III, aVF
後壁	（−）	V1-3
下壁	II, III, aVF	I, aVL, V1-6
右室	V1, (V3R-V5R)	（−）

- 本例では、冠動脈左前下行枝近位部での閉塞を認め、左室前壁の壁運動が広い範囲で障害されていました。
- ST 上昇を見たら、鏡面像（心筋梗塞部位の反対側に対応する誘導での ST 低下）を探しましょう。たとえば、前中隔から前壁（V1-4）の心筋梗塞（ST 上昇）に対する鏡面像は下壁（II、III、aVF）の ST 低下として現れます。
- 冠動脈疾患であれば鏡面像を認めますが、ST 上昇に鏡面像を伴わない場合や、ST 上昇の範囲が冠動脈支配領域に一致しない場合には、急性心膜炎やたこつぼ型心筋症なども考える必要があります。

急性心筋梗塞でみられる心電図所見の変化

- 急性心筋梗塞では時間経過とともに心電図所見が変化します。発症直後には ST 上昇の出現前に高い T 波（T 波増高）のみがみられる場合もあり、発症後数時間で異常 Q 波が形成され、1 日から数日で T 波が終末部分から陰性に変化し（T 波陰転）、約 1 週間後に左右対称な陰性 T 波（冠性 T 波）がみられる場合が多いです。
- ST 上昇・低下は胸痛症状と連動して簡単に変化するので、自覚症状をみながら何度か心電図を記録することも重要です。

（廣田尚美）

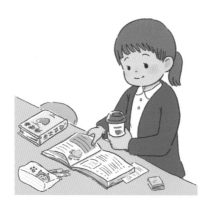

6章

循環器の検査

① 循環器の検査 基礎知識

循環器看護の現場でよく行われる検査について、基本的な概要を解説します。

それぞれどのような検査で、それがなぜ必要かについて理解しておくことは、ナースにとっても重要な知識で、患者さんへの説明にも有用です。しっかり把握しておきましょう。

🐾 胸部X線検査

- 循環器領域における胸部X線写真の読影は、病態の把握に必要不可欠です。
- 読影に関してはある程度の経験が必要とされますが、以下のポイントを踏まえれば、初心者でも十分可能です。

読影ポイント1 心胸郭比（CTR）の計算

- 心胸郭比（CTR）とは、胸郭に対する心臓が占める割合を指します。
- 正常値は 50% 以下とされますが、心機能低下すると心腔内に血液がうっ滞した結果、心臓が大きくなります。その結果、心胸郭比も大きくなります。
- 一般に 55% 以上の場合は心陰影拡大とされますが、仰臥位や吸気不全、肥満などの場合でも心陰影が拡大してみえるため、注意が必要です。
- その場合は、「前回と比べてどうなのか」と、時系列で追うことが重要です。

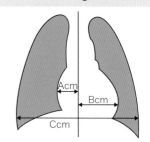

$$心胸郭比（CTR）= \frac{A + B}{C} \times 100（\%）$$

A: 正中線から心陰影の左端までの最大距離
B: 正中線から心陰影の右端までの最大距離
C: 胸郭間最大距離

読影ポイント2 両側肺野陰影 および
読影ポイント3 胸水の評価

- 心不全患者は心機能低下により、肺うっ血をきたし、まずはじめは肺静脈などの拡張がみられますが、この時点では胸部X線画像上において、ほとんど異常はみられません。
- しかし、やがて、肺血管内から間質・肺胞内に水分が溢れ出すと、X線画像上でも肺野の透過性が低下し、いわゆる肺水腫の所見が観察されるようになります。
- また、X線画像における胸水の有無の評価も大切です。胸水が溜まってくると、いわゆる肋骨横隔膜角（CPA）が鈍になります。
- 心不全において、ほとんどの場合は両側胸水をきたしますが、片側性の場合は右の場合が多いです。

心不全加療前後の胸部X線画像の比較

心不全加療前

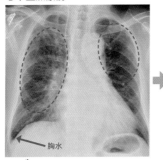

胸水

心不全加療後

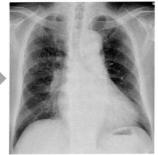

 注目！

心不全加療前では肺うっ血により、肺血管の拡張、肺野透過性の低下を認めます。また、CPA が鈍になっており、右胸水貯留していました。心不全加療後ではそれらの所見の消失を認めました。

📖 読影ポイント4 **そのほかの異常**

● そのほかの異常としては、大動脈などの血管系の異常やペースメーカリードの脱落などが挙げられます。その際は正面像だけに頼るのではなく、側面像も参考にしましょう。

尖弁置換術後に完全房室ブロックに対してペースメーカ植込み術を施行された症例のX線画像

この症例では、三尖弁は機械弁によって置換されており、右室へのリード留置はできない代わりに冠静脈洞内にリードが留置されています。

注目！

このような場合は、胸部X線正面像では、心室リードの留置部位が右室内なのかそれとも冠静脈洞内なのかはわかりにくいです。

正面像

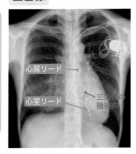

心房リード
心室リード
三尖弁の機械弁

注目！

側面像では、心室リードが心臓後面に迂回しているので、冠静脈洞内に留置していると判断できます。

側面像（右→左）

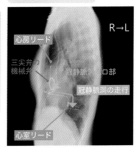

R→L
心房リード
三尖弁の機械弁
冠静脈洞入口部
冠静脈洞の走行
心室リード

🐾 心エコー検査

- 心エコー検査は、心疾患の診断、病態の評価、治療方法の選択および効果判定に欠かせない非侵襲的検査方法です。
- 心エコー検査では主に、左室の形態評価（左室の大きさ、左室壁厚）、機能評価（左室収縮機能、拡張機能）、弁形態（逸脱、石灰化や狭窄の有無など）、弁逆流、血栓や心囊液貯留の有無などを評価します。初学者においては、まずは基本断面をおさえておく必要性があります。

心エコーにおける代表的な基本断面

傍胸骨長軸像

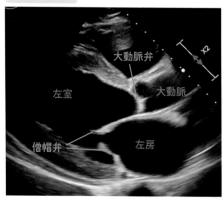

心尖四腔像

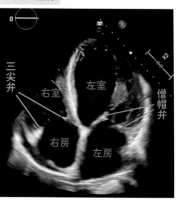

📘 左室の形態および機能評価

- 左室の形態および機能評価は心エコー検査において、最も重要な評価の一つです。
- 特に心筋梗塞後や拡張型心筋症などの基礎心疾患を有する患者さんは、いわゆる左室駆出率（LVEF）の低下を認めることがあります。
- 正常では50％以上とされておりますが、30％未満だと左室収縮機能が重度低下していると考えます。

左室駆出率低下症例のエコー画像

前壁中隔心筋梗塞後

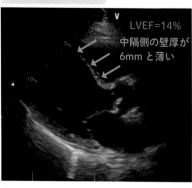

拡張型心筋症

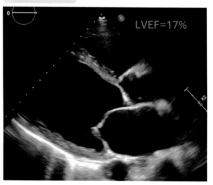

左図は、82歳の急性前壁中隔心筋梗塞後の男性患者。LVEF ＝ 14％と著明に低下している。前壁中隔領域の壁厚が6mmと薄くなっている。
右図は、69歳の拡張型心筋症の男性患者。LVEF ＝ 17％と、左図と同様に重度の左室収縮機能障害を認めた。中隔壁と後壁とは同程度ぐらい壁厚が薄い。

● ここで重要なのは、LVEF の悪い症例は一般的に予後が悪いとされていますが、必ずしも心エコー記録した時点における息切れや呼吸苦症状に一致しないということです。実臨床では LVEF が 30% を切っている患者さんでも、普通に日常生活を送っている人はざらにいます。数字だけで独り歩きしないよう注意しましょう！

● 実臨床では LVEF が重度低下している例では、さまざまな凝固因子を含んだ血液が左室内腔の重度に壁運動が低下した部位にうっ滞した結果、心室内血栓を形成している場合（特に心尖EF が重度ーで注意

壁在血栓症例のエコー画像

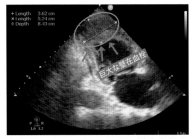

心尖部に 3.6×5.2cm ほどの壁在血栓を認めた。

弁逆流症例のエコー画像

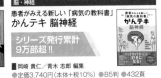

僧帽弁の逆流ジェットが左房後壁までとどいている。

による逆

尖四腔像

度とされ

右房間の

す。これに、後述の推定右房圧を加えれば、推定右

ついて
います。その結果、肺うっ血を招き、肺血管内に血液が大らの血液を左房内に駆出しなければならないので、結果的昇は心不全患者における左房圧の上昇を反映しています。

無に
が 21
は上

昇していることが示唆されます [1]。右房圧の上昇は体うっ血を示唆します。

右房圧の推定方法（文献1より引用・改変）

推定右房圧	呼吸性変動（＋）	呼吸性変動（－）
IVC < 21	3	8
IVC > 21	8	15

好評書籍 おかげさまで、増刷出来!!

波形のどこを見て何を考えるかがわかる！
現場で使える イラスト＆図表のダウンロードつき

電図
2誘導心電図よみ方マスター 基礎編
形の異常から考える
栗田 隆志 編著
●定価3,300円（本体＋税10%）●B5判●192頁
●ISBN978-4-8404-6524-3

感染症・感染管理
インフェクションコントロール別冊
感染対策・新型コロナウイルス感染症の疑問32 日常業務の「ダメ！」ポイント33
高齢者施設＆療養型病院"誰でもわかる"感染対策マニュアル
笹原 鉄平 著
●定価3,850円（本体＋税10%）●B5判●160頁
●ISBN978-4-8404-7585-3

工呼吸に関わるすべての医療職必携！
呼吸器
んなの呼吸器 Respica 2020年夏季増刊
「やりたいこと」がすぐできる！
人工呼吸器つかいこなしクイックリファレンスブック
横山 俊樹／春田 良雄 編著
●定価5,500円（本体＋税10%）●B5判●328頁
●ISBN978-4-8404-7096-4

退院後までの流れがストーリーでわかる！
脳・神経
患者がみえる新しい「病気の教科書」
かんテキ 脳神経
シリーズ発行累計9万部超!!
岡崎 貴仁／青木 志郎 編集
●定価3,740円（本体＋税10%）●B5判●432頁
●ISBN978-4-8404-6922-7

形外科ならではの専門的なケアを徹底解説
整形
形外科看護2020年秋季増刊
いちばん使える
形外科ならではの
護技術
ビジュアル系book！
40点の画像・イラストで見てわかる
萩野 浩 編集
●定価4,400円（本体＋税10%）●B5判●256頁
●ISBN978-4-8404-7075-9

透析看護の基本手技と知識がわかる
透析
カラービジュアルで見てわかる！
改訂2版
はじめての透析看護
小澤 潔 監修
萩原 千鶴子 編集
●定価2,860円（本体＋税10%）●B5判●148頁
●ISBN978-4-8404-6926-5

新生児 お悩み解決Q&Aミニブック付き
ワークシート・研究計画書のDLつき
妊産婦の保健指導
トラの巻
産師の指導・説明に役立つ
答・アドバイス集
成瀬 勝彦 編著
●定価4,400円（本体＋税10%）●B5判●264頁
●ISBN978-4-8404-6944-9

看護研究
ワークシートで研究計画書がラクラク完成！
改訂4版
看護研究サポートブック
足立 はるゑ 著
●定価3,080円（本体＋税10%）●B5判●220頁
●ISBN978-4-8404-6126-9

三尖弁逆流症例のエコー画像

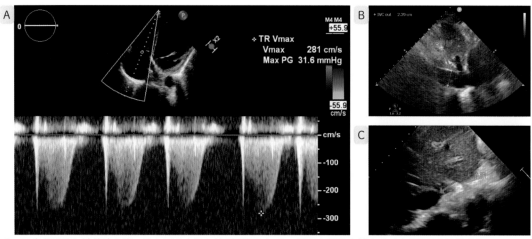

A：三尖弁逆流に連続波を当てると図のような波形が得られる。最高血流速を測定すると TR-PG は約 32 mmHg であった。
B：下大静脈径は 24mm。
C：短軸像でも下大静脈は張っており、呼吸性変動は認められなかった。
上図の例の場合は、推定右室収縮期圧＝ TR-PG ＋推定右房圧＝ 32 ＋ 15=47 mmHg と、上昇を認めた。実はこの患者さん、心不全の急性増悪で入院し、利尿薬による加療を行っている最中だった。

🐾 冠動脈 CT 検査

📋 CT 検査とは何か、なぜ必要なのか？

- 循環器疾患のなかには、狭心症や心筋梗塞など、心臓自身を栄養する血管（冠動脈）の狭窄・閉塞によって、運動時や安静時に胸痛を生じる疾患群があります。
- 胸痛の原因としてこれらの疾患を疑った場合には、実際に冠動脈に狭窄があるかないかを判断する必要があり、そのためにいくつかの検査が必要となります。
- 冠動脈の狭窄を確認する検査には、患者さんに実際に運動をしてもらい心電図の変化を見る検査（運動負荷心電図検査）や、薬剤を用いて心臓に行き渡る血流の状態を見る検査（心筋シンチグラム検査）など、冠動脈狭窄による心臓への血流不足を評価する検査などもあります。
- 近年は CT（コンピュータ断層撮影）によって実際に冠動脈を可視化して、その狭窄の度合いを評価する検査（冠動脈 CT）が広く行われるようになっています。

冠動脈狭窄時の CT 画像の例

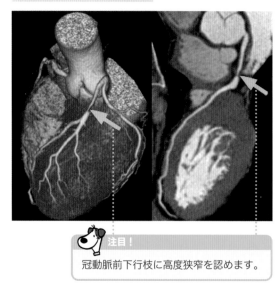

🐶 注目！

冠動脈前下行枝に高度狭窄を認めます。

▋ CT 検査実施の際の注意点

- 検査の際には、造影剤という薬剤を使用します。
- 造影剤は、使用する際に<u>アレルギー反応</u>をひき …… 起こす可能性があるため、投与中および投与後は患者さんの様子を観察しておく必要があります。

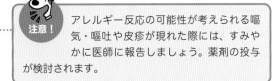

注意！ アレルギー反応の可能性が考えられる嘔気・嘔吐や皮疹が現れた際には、すみやかに医師に報告しましょう。薬剤の投与が検討されます。

- また頻度は少ないものの、アナフィラキシーショックと呼ばれる重篤なアレルギー反応をきたした際には、生命に危険が及ぶ可能性があり一刻も早い対処が求められるため、造影剤投与の際には十分に注意する必要があります。
- 検査によって良好な CT 画像を得るためには、<u>患者さんの脈拍を十分に下げておく</u>必要があります。そのため元々脈拍が早めの患者さんには、CT の撮影前に脈を少なくする薬剤を投与します。

❀ 冠動脈カテーテル検査・治療

▋ 冠動脈カテーテル検査とは何か、なぜ必要なのか？

- 事前の検査で冠動脈に強い狭窄を有する可能性が疑われた際には、最終的に冠動脈カテーテル検査によってその評価をします。
- カテーテルとは柔らかい細い管を総称した表現であり、冠動脈カテーテル検査で使うカテーテルは、種々の材質（当院ではナイロン製）からなる、外径 1.5 mm 前後、長さ 100 cm 程度の細長いチューブです。
- カテーテルの先端はあらかじめシェイプされていて、<u>検査の際には冠動脈の出方によって適切なシェイプを有するカテーテルを選択</u>します。
- 選択したカテーテルをあらかじめ挿入したシースを通じて体外より挿入し、冠動脈に先端を引っ掛けて造影剤を注入し撮影することで、冠動脈の狭窄度を評価します。
- その際、複数の方向から撮影することで、その狭窄度を正確に評価し、治療の必要性を判断します。
- 狭窄度が中程度であり心臓の血流不足の原因になりうるか判断が難しいときには、追加検査（<u>冠血流予備量比；FFR 測定</u>）を行うこともあります。

当院で実際に使用されるカテーテル

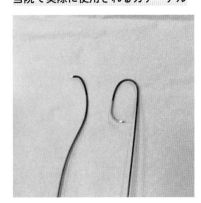

FFR 測定の実際の画像

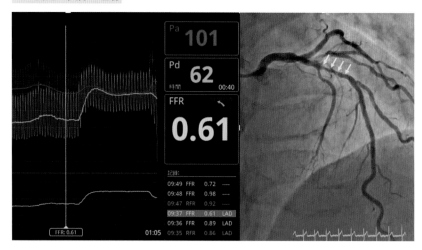

カテーテル治療とは何か、なぜ必要なのか？

- 治療が必要な病変に対してはカテーテル治療を行います。
- 治療はバルーンや冠動脈用ステントを用いて最終的に狭窄部を拡張することが目的となりますが、病変の形態や性状（強い蛇行がある、石のように硬くなっている、など）によっては、治療に特殊な器具を必要とすることもあります。
- なお、強い狭窄が左冠動脈主幹部に存在する場合や、すべての冠動脈に強い狭窄を有する場合には、カテーテル治療ではなくバイパス手術が選択されることもあります。

カテーテル検査室での検査・治療の様子

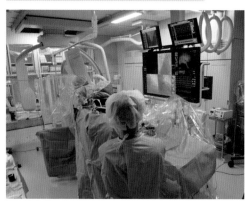

カテーテルアブレーション

カテーテルアブレーションとは？

- カテーテルアブレーションは、治療用の細い管（カテーテル）を血管内に通して心臓まで到達させ、不整脈の発生や回路となっている部位に焼灼を加える治療方法です。
- ほとんどの種類の頻拍性不整脈（発作性上室性頻拍、心房細動、心房粗動、心房頻拍、心室性期外収縮、心室頻拍）が治療対象となります。
- カテーテルアブレーションは比較的侵襲が少なく、有効性や安全性を高めるデバイスやシステムの進歩も目覚ましい領域です。
- 治療件数は日本において増加傾向が続いており、今後ますます適応が広がる治療法といえます。

カテーテルアブレーションの原理

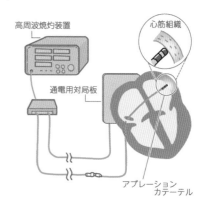

- カテーテルアブレーションの多くは、ラジオ波を用いた高周波通電によって行われます。
- 心臓内で心筋に接触させたアブレーションカテーテルの先端と、患者さんの体に貼った対極板との間で通電を行うことで、心筋に小さな焼灼巣を作り不整脈の原因箇所を治療します。

使用されるカテーテルの種類と機能

- 実際に使用するカテーテルはさまざまな種類のものがあり、心臓の中の留置する部位や治療する不整脈の種類により使い分けます。
- それぞれのカテーテルをケーブルで専用の機械につなぎ、先端の電位（心内心電図）を記録したり、また先端から刺激（ペーシング）を加えることで刺激に対する心内の電気信号の反応を観察したり不整脈を誘発したりすることができます。

当院でカテーテルアブレーションに使用しているカテーテル

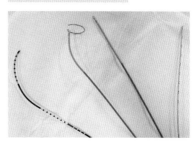

治療に伴う苦痛と術中管理

- 穿刺部位に局所麻酔し、カテーテルを挿入します。
- カテーテルが心臓の内腔に接触しても、通常痛みを感じることはありません。

注意！
> ただし、期外収縮が出現し動悸を感じることがあります。また、カテーテルからの刺激（ペーシング）を用いた電気生理検査でも動悸を感じます。
> また、アブレーションによる治療の際にも、胸の痛みや圧迫感を感じることがあります。

- 手技時間が長くなる心房細動や心室頻拍などの治療時には鎮痛薬や鎮静薬を用いることが多く、施設によっては全身麻酔を行うこともあります。

（張 俊逸、岸 幹夫、有田卓人）

② 循環器の検査における看護

循環器看護の現場でよく行われる検査について、それぞれ看護のポイントを解説します。必要な物品、患者さんの安心・安全に配慮した環境づくり、患者説明のポイント、急変時の対応など、しっかりおさえておきましょう。

🐾 胸部X線検査時の看護

▦ 撮影の障害になるもの

● ボタンやネックレス以外に、湿布やカイロも障害になります。
● 心電図モニター、電極（種類による）も障害になります。

根拠　白く映り、検査の妨げとなります。

▦ 撮影の際の確認事項

● 転倒のリスクがないか確認します。
● 酸素使用患者の場合は、必要な酸素量がボンベ内にあるか確認します。
● 点滴の誤抜去のリスクがないか確認します。
● 転倒リスクの高い時は、患者の身を支えながら撮影することもあります。

注意！　転倒予防のため、持ち手につかまり立位を安全に保持できるか確認しましょう。

注意！　車いす患者さんの場合は、ただちに座れるように、車いすを近くに配置しましょう。

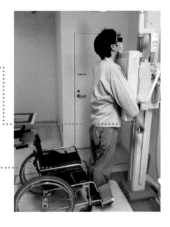

よくあるギモン

X線って危なくないの？
● ポータブルX線装置で撮影する際は、被曝防止のため、2m程度は離れましょう。
● 女性の患者では妊娠の可能性について確認しましょう。

🐾 エコー検査時の看護

📘 心エコー検査の実施方法

- 検査の所要時間は約 30 分程度です。
- 左側臥位になり、左腕は 90°にした状態で検査します。
- 胸部を広く露出させ、検査用心電図を装着し、検査用のゼリーを塗ります。
- 検査画像を見やすくするため、部屋を暗くし検査を行います。

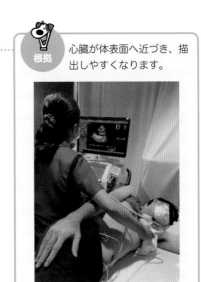

根拠 心臓が体表面へ近づき、描出しやすくなります。

📘 経食道エコー検査の実施方法

- 食事から検査まで 5 時間は空けて検査をします。
- 検査前に喉に麻酔を噴霧します。左側臥位になり、胃カメラに似た管を口から挿入します。
- 必要に応じて、鎮静下で行うことも可能です。その場合は、検査技師・医師のほかに看護師も立ち合い、安全に行えるようにします。

経食道エコー検査実施の様子

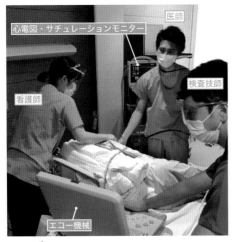

医師／心電図・サチュレーションモニター／検査技師／看護師／エコー機械

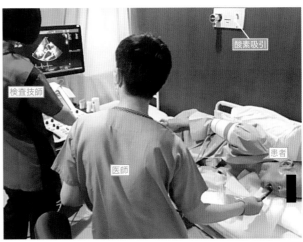

酸素吸引／検査技師／医師／患者

注意！ 検査後の 30 分は喉の麻酔の効果が持続します。そのため、飲水チェックをしてから、食事を摂取してもらいましょう。

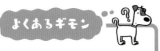

よくあるギモン

鎮静下で行う検査では、どんなことに注意すればよいの？
鎮静により、サチュレーション低下や血圧低下などが起きる可能性もあります。医師や検査技師はエコーモニターを見て検査を進めているため、看護師は患者の状態を適宜確認し、報告していきましょう。

🐾 冠動脈 CT 検査時の看護

▦ 冠動脈 CT 検査に必要な情報

収集する情報	確認する理由や対応
同意書の有無	☑ さまざまな副反応が出現する可能性があります。
最後の食事をした時間	☑ 造影剤の影響で嘔吐する可能性があります。
アレルギー・喘息の有無	☑ 過去に造影剤使用し副反応はなかったかを確認します。 ☑ 喘息の既往がある患者は副反応が出やすいため、ステロイドの事前投与が必要になります。
糖尿病（ビグアナイド薬）の内服の有無	☑ 腎機能の悪化や、乳酸アシドーシスをきたす可能性があり、休薬が必要になります。
腎機能は悪くないか（CRE・GFR < 45）	☑ 造影剤は腎臓に負担をかけます。 ☑ 腎機能が悪い患者には CT 後、点滴を投与します。
閉所恐怖症はないか	☑ 機械の中は狭いため、パニックを起こす可能性があります。

▦ 冠動脈 CT 検査に必要な物品

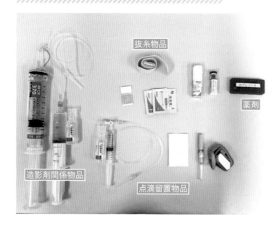

抜糸物品

薬剤

造影剤関係物品

点滴留置物品

CT 時に使用する主な薬剤

薬剤名	使用理由	備考
ミオコール®スプレー（ニトログリセリン）	冠動脈を拡張し、画像を見やすくするためです。	心臓の血管だけでなく、頭などさまざまな血管を拡張するため、頭痛や血圧低下を伴うことがあります。
コアベータ®（ランジオロール）	HR が 70 回 /min 以上あると画像の鮮明度が落ちるため、描出能改善のため使用します。	血圧低下・徐脈を引き起こす可能性があります。30 分ほどで効果は消失します。
ロプレソール®（メトプロロール）	コアベータ®による HR 低下率は 10〜15% ほどのため、HR 90 回 /min 以上のときはロプレソール®を内服してもらいます。	血圧低下・徐脈を引き起こす可能性があります。

冠動脈 CT 検査の実施と患者説明のポイント

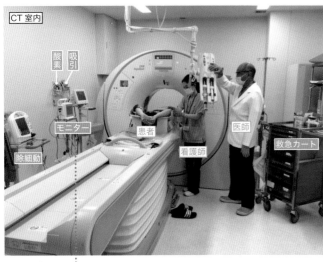

CT 室内

酸素　吸引　モニター　患者　医師　救急カート　看護師　除細動

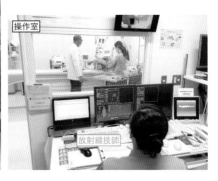

操作室　放射線技師

注意！　モニターは、医師・看護師・放射線技師から見やすい位置に設置しましょう。

これも覚えておこう！

患者さんへはこう説明しよう！
- 造影剤が体内に入ると急激に身体が熱く感じますが、次第に落ち着きます。
- 帰宅後に副反応が出現したときは、病院に連絡してください。
- 水分をできるだけたくさんとってください（※普段よりコップ1、2杯は多く飲んでもらいましょう）。
- アルコール摂取は当日禁止となります（※脱水になりやすいためです）。
- 検査後の食事は制限ありません。

よくあるギモン

アナフィラキシーショックを起こしたら、どうしたらいいの？
院内プロトコルに沿って対応します。
血管外漏出したら、どうしたらいいの？
ただちに抜針し、クーリングしましょう。

注目！

当院のアナフィラキシーショック治療プロトコル

アドレナリン 0.3mg（0.3ml）～0.5mg（0.5ml）筋注➡気道確保＆酸素投与：O₂ 6～8L➡大量輸液：ハルトマン or 生食を開始 5 分は 500ml/h➡ハイドロコートン 500mg＋生食 20ml 静注➡アタラックス P50mg（1A）＋生食 20ml 静注➡ガスター 20mg（1A）＋生食 20ml 静注

6章

循環器の検査

🐾 冠動脈カテーテル検査・治療時の看護

▦ 急変時、スムーズに対応できる環境づくり

- カテーテル検査・治療時に、急変をきたす場合もあります。
- 急変時にスムーズに対応できるよう、室内には常に必要機材が準備されています。

 注目！
患者さんの安全・安心・安楽に配慮した環境づくりは、カテーテル室看護師の重要な役割です。

カテーテル室の様子

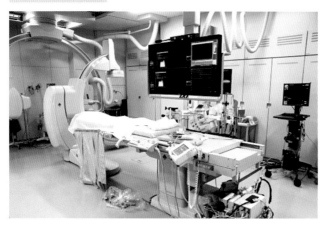

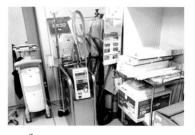

 注目！
IABP（大動脈内バルーンパンピング）/PCPS（経皮的心肺補助装置）は、急変時すぐに出せる位置に！

▦ 安全に検査・治療を行う環境づくり

ブリーフィングの様子

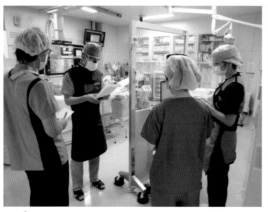

当カテ室のタイムアウトにおける確認項目

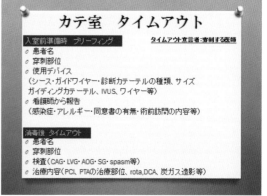

 注目！
患者入室前にチーム間で情報共有し、安全で質の高い医療・看護の提供につなげます。準備段階から看護が始まります！

注目！
検査・治療前には、チームメンバーで患者名、治療内容、アプローチ部位を確認し、医療事故防止に努めます。

▦ 患者さんの安心・安楽に配慮した環境づくり

[室内環境]
- 寒さは不安の増強につながり、暑さや湿度は不快感を与えます。

- 入室前のみならず、入室後にも体感温度を確認し、室温の調整を行います。
- また、患者さんがリラックスして検査・治療を受けられるよう BGM を流します。

［体位の工夫］

- 長時間同一体位で治療を受ける場合があります。安楽な体位で検査・治療が受けられるよう、術前訪問で疼痛の有無や安楽な体位を確認し、当日調整を行います。

🐾 カテーテルアブレーション治療中の看護

📗 鎮静下の看護の基本

- 鎮静下では患者さん自身が疼痛を訴えることができないため、神経障害に注意しながら抑制帯で体位を固定します。
- 安楽な体位で検査・治療が受けられるよう、術前訪問で疼痛の有無や安楽な体位を確認し、当日調整を行います。

> **カテーテルアブレーション治療中の観察項目**
> ☑ 鎮静状態（BIS モニター、患者の体動や表情）
> ☑ 呼吸状態（呼吸抑制の有無、いびき、SpO₂ 値、呼吸回数）
> ☑ 体位のずれ、圧迫の有無（神経障害発生に注意）

> **注意！** 基本的に、アブレーション治療は静脈麻酔下で行います。鎮静下で治療を行う間の看護は、常に患者さんを観察することが大切です。

アブレーション治療中の看護に役立つ脳波データ処理装置

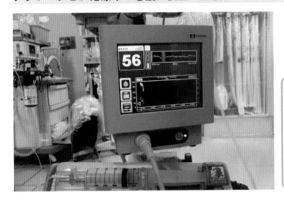

> **根拠** 脳波データ処理装置は、鎮静の程度を測定して 0〜100 の BIS 値で表示します。適正値は 40〜60 で、値が高いほど覚醒を意味し、値が低くなるにつれ催眠（鎮静状態）が深くなっていることを示します。このように予測が可能になることで、適度な鎮静を保つことができます。

アブレーション治療中の体位固定

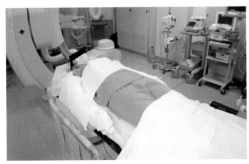
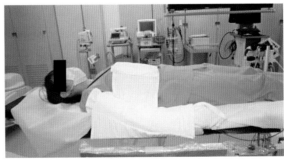

>
> **根拠** 体動が治療の妨げになるため、安楽に体位を固定し、安全に治療できるよう上半身と下肢に抑制帯を使用しています。

■ 患者さんの安心・安楽に配慮した環境づくり

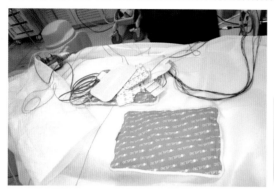

対極板や心電図シールは、患者さんの入室前から、あらかじめ温熱パックで温めておきます。こうすることで、患者さんが不快な思いをしないよう配慮しています。

■ 急変時の対応

● 術前訪問で、SAS（sleep apnea syndrome；睡眠時無呼吸症候群）の有無や小顎症、首周りの脂肪など、呼吸抑制のリスクをあらかじめアセスメントします。

急変時の対応

1 呼吸抑制を行います。
→ただちに下顎挙上し、気道を確保します。
→それでも SpO_2 上昇しない場合は、アンビューバッグを使用します。

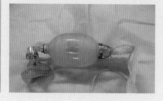

また、ASV（適応補助換気）装着を検討します。

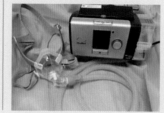

2 鎮静による血圧低下
→鎮静薬の量を調整します。
→看護師は、常に治療の進行状況と患者さんの状態を把握しています。

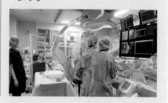

（長岡 唯、箕輪直子、金木麻希、今水流彩乃、対馬圭子）

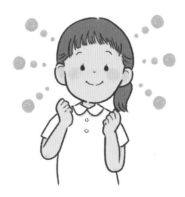

7章

循環器の機器

① 循環器の機器 基礎知識

循環器看護の現場でよく使われる機器について、基本的な概要を解説します。
IABP、PCPS、ペースメーカ、それぞれ仕組みや適応についてしっかりおさえておきましょう。

🐾 IABP

IABP の概要

- IABP とは、「大動脈内バルーンパンピング」のこと
です。
- 下行大動脈内に留置したバルーンを、心拍動に合わせ
て拡張・収縮させることで循環を補助する機械で、圧
補助に該当します。
- ほかの補助循環法に比べ簡便かつ侵襲度も低く、使用
される頻度は最も高いです。
- 一般的なものとして大腿動脈から挿入し、留置位置は
左鎖骨下動脈遠位〜腎動脈近位に位置を調整します。
患者さんの身長からカテーテル長を選択し、透視下で留置・位置調整を行います。
- 流量補助としては 0.8mL/min 程度にすぎず、流量補助が必要な場合は次項の PCPS を併用します。

注目！

機械的補助循環装置は、機能障害に陥った心
臓の代わりに循環補助を行う目的で使用され、
以下の 2 つに大別されます。
- 心臓の「収縮力」を有効に利用する " 圧補助 "
……こちらが IABP
- 心臓の「ポンプ機能」を補助・代行 する
" 流量補助 "
……こちらが PCPS（p.110 参照）

IABP バルーンの留置位置

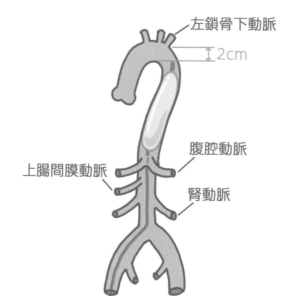

IABP の補助循環のしくみ

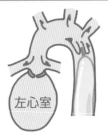 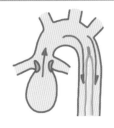 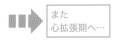

心拡張期：バルーンの拡張　　　　　心収縮期：バルーンの収縮　　　　　また心拡張期へ…

左心室

心臓の拡張に合わせてバルーンが拡張することで、拡張期血圧の上昇による冠動脈血流の増加や平均動脈圧の上昇をもたらし心筋および全身への血液・酸素供給を補助します。

逆に、心臓の収縮直前にバルーンが収縮することで心収縮に対する抵抗を下げ（後負荷の減少）、心仕事量を軽減します。

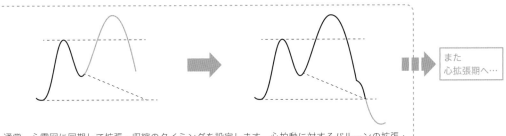

また心拡張期へ…

通常、心電図に同期して拡張・収縮のタイミングを設定します。心拍動に対するバルーンの拡張・収縮の比率をアシスト比といいますが、通常 1：1 で開始して徐々に下げていくことが多いです。

これも覚えておこう！

冠動脈血流とは？
- 基本的に冠動脈には拡張期に血流が流れます。これは心臓が収縮する際に冠動脈内も左室や心筋圧と同等に上昇するからです。
- 右冠動脈は右室圧がそこまで高圧ではないことで収縮期にも流れます。
- 以上から、ほとんどの臓器に対する灌流を規定するのは平均動脈圧ですが、冠動脈の場合は拡張期血圧が重要であることがポイントです。

これも覚えておこう！

前負荷・後負荷とは？
- 心拍出量を規定する因子として、前負荷・心収縮力・後負荷が重要です。
- ここではシンプルに、"前負荷"＝心臓に戻ってくる血液の量（容量負荷）、"後負荷"＝心臓が拍出するのに抵抗となる圧（圧負荷）と考えましょう。
- 心臓が弱っているとき、この前負荷・後負荷の影響がより大きくなるため、どちらに対しても適切な管理が重要になってきます。

7章

循環器の機器

IABP の適応

循環不全	心原性ショック、重症心不全
虚血性心疾患	内科治療に反応しない急性冠症候群、重症虚血病変に対する治療時の補助 / 予防的使用

IABP の禁忌

重症大動脈弁閉鎖不全症	逆流量の増加によって病態が悪化する可能性がある
重度の閉塞性動脈硬化症	留置に伴い、血流障害をきたし悪化する可能性がある
重度の凝固障害、出血性疾患	留置中に抗凝固療法が継続困難となる可能性がある
胸腹部大動脈瘤、解離	破裂や解離の進展を起こす可能性がある
大動脈の高度な蛇行・屈曲	破裂や解離を引き起こす可能性がある

IABP の合併症

穿刺による合併症	出血、血腫による貧血、血管損傷など
長期留置による合併症	大動脈分枝や下肢動脈の血行障害、塞栓症、血球破壊による貧血・血小板減少、感染、腓骨神経麻痺

PCPS

PCPS の概要

- PCPS とは、経皮的心肺補助法のことで、VA-ECMO とよばれることもあります。
- 右房から血液を回収し、機械を通して酸素化を行った後に大動脈から逆行性に血液を送り込む機械で、" 流量補助 " に該当します。
- 通常、心肺停止やそれに近い低心機能で血液循環を保持できない状態に対し留置することが多いです。
- 心臓にとっては逆行する血液に対抗する力が必要となるため、負担となります（後負荷の増大）。

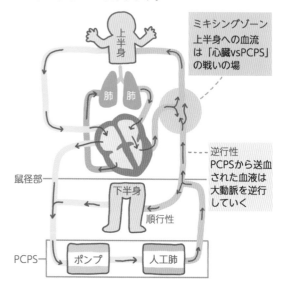

PCPS の補助循環のしくみ

自己拍出量のほとんどを補う場合	自己拍出量の一部（下半身）を補う場合

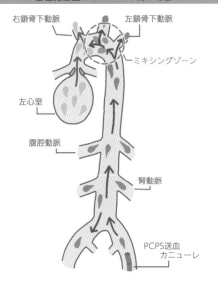

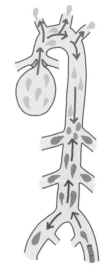

- PCPS の人工肺で酸素化された血液
- 自己肺で酸素化され、左室より駆出された血液

これも覚えておこう！

ミキシングゾーンとは？
- PCPS は心拍出を代替する機械のため、血行動態が非常に理解しにくいです。
- 特に自己心拍出がどの程度回復している状況にあるのかを把握するためには、自己心からの拍出と PCPS からの補助循環がぶつかる "ミキシングゾーン" を把握することが重要です。通常、右橈骨動脈（PCPS から最も遠い位置にある）と PCPS 回路の動脈血ガス分析を用いて、その位置を想定します。
- 特に自己心が回復してきた段階において、脳灌流が自己心から流れてきた酸素化の不十分な血液だった場合は、低酸素脳症などに陥る危険もありますので、注意が必要です。

PCPS の適応

心肺停止	目撃者のいる心肺停止で、一次および二次救命措置に反応がない場合、主に無脈性心室頻拍、心室細動
内科的治療や IABP に反応がない場合	急性心筋梗塞、劇症型心筋炎、重症心不全、急性肺塞栓症など

PCPS の適応

重症大動脈弁逆流	逆行性送血に伴い、病態が悪化する
重症下肢虚血	留置に伴い、下肢灌流が低下し病態が悪化する
重度の凝固障害や出血性疾患	抗凝固療法継続が困難と予測される場合
その他	一次性頭蓋内疾患や外傷性心肺停止

7章

循環器の機器

PCPS の合併症

穿刺に伴う合併症	血腫、出血、血管損傷など
長期留置に伴う合併症	下肢虚血、感染、血栓塞栓症、脳出血、機械的血球破壊など ※下肢虚血に対しては留置直後から順行性に小径のシース（4F）を留置して対応することが多い

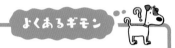

どうして PCPS の長期留置では出血合併症がよく起こるの？
- IABP に比べ、PCPS では太い径のカニューレを挿入し、抗凝固療法も必要なため、出血合併症の頻度は非常に高いです。
- 特に穿刺部からの出血は、機械的な血球破砕と相まって貧血や凝固障害を誘発し悪循環に陥ることが多く、頭を悩ませることがよくあります。
- また、特に頭蓋内を中心に出血合併症を起こすことがあり、当院では留置直後や神経学的所見に変化があった場合に全身 CT 検査を行っています。

ペースメーカ

ペースメーカの概要

- 刺激伝導系の異常を機械的に代用するためのデバイスで、徐脈性不整脈の治療に用いられます。
- 房室ブロック、洞不全症候群、徐脈性心房細動が、主な治療対象となります。
- ペースメーカは、「体外式（一時的）ペースメーカ」と「植込み型（恒久的）ペースメーカ」に大別されます。心筋梗塞の急性期など一時的にバックアップが必要になる場合には、一時的ペースメーカが選択されます。本稿では主に、植込み型ペースメーカの適応と機能について概説します。

ペースメーカの適応

- ペースメーカは徐脈による症状の改善、突然死の予防のために植込みがなされ、代表的な疾患として房室ブロック、洞不全症候群、徐脈性心房細動が挙げられます。

代表的な疾患のペースメーカ適応

房室ブロックに対するペースメーカ適応

Class Ⅰ	徐脈による明らかな臨床症状を有する第 2 度、高度または第 3 度房室ブロック
	高度または第 3 度房室ブロックで以下のいずれかを伴う場合 ①必要不可欠な薬剤によるもの ②改善の予測が不可能な術後房室ブロック ③房室接合部のカテーテルアブレーション後 ④進行性の神経筋疾患に伴う房室ブロック ⑤覚醒時に著明な徐脈や長時間の心室停止を示すもの
Class Ⅱa	症状のない持続性の第 3 度房室ブロック
	症状のない第 2 度または高度房室ブロックで、以下のいずれかを伴う場合 ①ブロック部位が His 束内または His 束下のもの ②徐脈による進行性の心拡大を伴うもの ③運動または硫酸アトロピン負荷で伝導が不変もしくは悪化するもの
	徐脈によると思われる症状があり、ほかに原因のない第 1 度房室ブロックで、ブロック部位が His 束内または His 束下のもの
Class Ⅱb	至適房室間隔設定により血行動態の改善が期待できる心不全を伴う第 1 度房室ブロック

Class I	失神、痙攣、眼前暗黒感、めまい、息切れ、易疲労感などの症状あるいは心不全があり、それが一次性の洞結節機能低下に基づく徐脈、洞房ブロック、洞停止あるいは運動時の心拍応答不全によることが確認された場合。それが長期間の必要不可欠な薬剤投与による場合を含む
Class II a	上記の症状があり、徐脈や心室停止を認めるが、両者の関連が明確でない場合
	徐脈頻脈症候群で、頻脈に対して必要不可欠な薬剤により徐脈をきたす場合
Class II b	症状のない洞房ブロックや洞停止

■ ペースメーカの設定モード

● ペースメーカにはシングルチャンバーとデュアルチャンバーがあり、作動方法は「AAI」や「DDDR」などと表記されます。
● 「ペーシング部位」「センシング部位」や、「デマンド機能」、つまり感知した刺激に対するペースメーカの応答（抑制ならばペーシングせず、同期ならばペーシングします）を表しています。

ペースメーカモード設定の一例

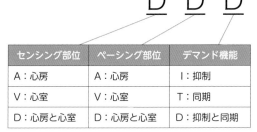

センシング部位	ペーシング部位	デマンド機能
A：心房	A：心房	I：抑制
V：心室	V：心室	T：同期
D：心房と心室	D：心房と心室	D：抑制と同期

レートレスポンス機能
4文字目のRは、
レートレスポンス機能（後述）を
付けた際にのみ付加される

■ ペースメーカの設定レート

● lower rate は、「ペースメーカが最低限保障する脈拍数」です。60bpm ならば、1秒に1回の心拍数を下回らないようにペースメーカが作動することを示します。
● upper rate は、「自己の脈が増加するときに、ペースメーカがどこまで同期して追従するか」を決めています。

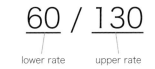

lower rate   upper rate

■ ペースメーカのしくみと留置部位

ペースメーカとリードの留置位置

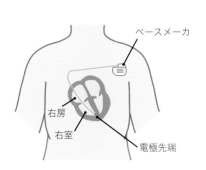

ペースメーカ
右房
右室
電極先端

ペースメーカ本体と電極リードのタイプ

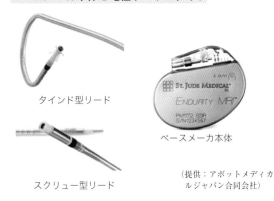

タインド型リード

スクリュー型リード

ペースメーカ本体

（提供：アボットメディカルジャパン合同会社）

- 電極リードは、「タインド型リード」と「スクリュー型リード」に大別されます。
- 心右室心尖部へのリード留置は長期間にわたって安定した閾値が維持されるため、これまで多く行われてきましたが、ペーシングによる心収縮の非同期をきたすことになります。
- 心尖部ペーシングによって引き起こされる心機能低下（pacemaker-induced cardiomyopathy）が問題視され、現在では心室中隔に screw in で留置する方法も多く用いられています。
- 近年では、より生理的な伝導に近いヒス束や左脚領域を選択的にペーシングすることが、心機能の軽度低下した患者さんにおける治療選択肢として期待されています。
- また、流出路狭窄をきたすような肥大型心筋症では、心室ペーシングによる非同期を利用して、圧較差を減らす治療としてあえて心尖部ペーシングを行うこともあります。

ペースメーカ植込み後の胸部 X 線写真

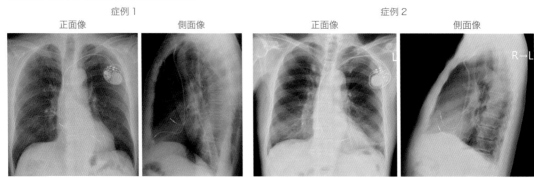

症例 1　　　　　　　　　　　　　　　　　　症例 2
正面像　　　　　側面像　　　　　　　　正面像　　　　　側面像

（心房・心室ともタインド型リード、心房リードは右心耳、心室リードは右室心尖部に留置されている）

（心房・心室ともにスクリュー型リード、心室リードは中隔に留置されている）

🔋 リードレスペースメーカ

- 近年、経静脈的に植込むデバイスが日本でも使用可能となりました。
- 静脈シースを用いて右室に植込むペースメーカで、最大の特徴は全てのデバイスが血管内に存在するため、感染に対して強いということです。
- リードレスペースメーカの場合は、体表からペースメーカ植込みの有無を判別することは不可能であるため、事前の問診や病歴の聴取、ペースメーカ手帳の確認が重要です。
- 当初は VVI モードのみでしたが、最近は VDD モードの設定が可能となり、心房心室の同期が得らえるようになっています。

リードレスペースメーカ

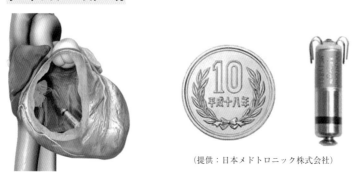

（提供：日本メドトロニック株式会社）

🐾 ペースメーカのさまざまな機能

- ペースメーカの機能は、年々高度かつ複雑になってきています。代表的な機能を以下に述べますが、各社によってアルゴリズムが異なっているため、必要時には詳細を確認してください。

レートレスポンス

- 「レートレスポンス」とは、ペースメーカ本体に内蔵された加速度センサーや呼吸センサーを用いて体動に合わせて心拍数を増減させる機能です。
- 洞不全症候群や徐脈性心房細動では、本来の需要に対する心拍数が上昇しない状況になっている（変時性不全）ため、脈拍の上昇を機械的に補うことで、症状の改善が期待できます。

レートレスポンス機能の一例

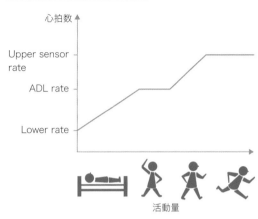

心室ペーシング抑制

- 正常心機能で房室伝導の保たれた洞不全症候群では心室ペーシングを抑制することで、心房細動や心不全の発症を抑制できると考えられています。
- 可能な限り心室ペーシングを減少させるため、各社によって異なるアルゴリズムが工夫されています。
- ペーシングモードを切り替えるタイプ（Safe R；日本マイクロポート CRM 株式会社、MVP；日本メドトロニック株式会社、AAI with backup；Boston 社）と AV delay を調整するタイプ（Search AV+；日本メドトロニック株式会社、VIP；アボットメディカルジャパン合同会社、IRS plus；バイオトロニックジャパン株式会社など）に大きく分けられます。

モードスイッチ

- 「モードスイッチ」とは、心房細動を検出すると、モードが DDD または AAI から DDI（R）へ切り替わる機能です。
- 心房の頻脈を検出した際に心室が同期して upper rate でペーシングが入るのを防ぐことができます。

MRI 対応

- 従来は磁場の影響のため、ペースメーカ植え込み患者には MRI 撮影は行えませんでしたが、2012 年 4 月から、日本でも MRI 対応となるペースメーカが使用可能となりました。
- ペースメーカ本体に加え、リードも MRI 対応であることが必須であるため、古いリードを使用している場合には MRI 撮影が行えない可能性が高いです。
- また MRI 撮影時には、専用のモードに切り替える必要があるため、MRI 撮影は一部の医療機関に限られていることに注意が必要です。

（田畑達他、八木直治）

②　循環器の機器を扱う際の看護

循環器看護の現場でよく使われる機器について、観察やケアのポイントを解説します。
IABP、PCPS、ペースメーカ、それぞれ関連の合併症や、患者指導のポイントなども把握しておきましょう。

🐾 IABP 挿入前後の看護

看護循環の評価

- ☑ 意識レベルの変化やせん妄の有無
- ☑ 循環動態や尿量の変動の有無
- ☑ 末梢循環異常の有無
- ☑ 血液ガス分析の評価
- ☑ 呼吸状態の悪化の有無
  （低酸素血症の有無）
- ☑ 代謝性アシドーシスの有無
- ☑ 乳酸（Lac）値上昇の有無
- ☑ 貧血の有無
- ☑ 採血　臓器障害データの有無

注目！

全身の"酸素需給バランス"が維持できているか、全身状態の観察とアセスメントを行います。

これも覚えておこう！

酸素需給バランス

循環は、臓器組織の酸素需要に十分な酸素を供給する役割があり、酸素運搬量（DO_2）を意識した介入が必要です。

酸素運搬量（DO_2）＝動脈血酸素含量（CaO_2）× 心拍出量（CO）

$$1.34 \times Hb \times SaO_2 + 0.003 \times 動脈血酸素分圧（PaO_2）$$

酸素運搬量に必要な主な要素は、心拍出量 CO（前負荷・後負荷・収縮力）、ヘモグロビン（Hb）、動脈血酸素飽和度（SaO_2）です。この情報は、血液ガス分析と心エコー検査、SG カテーテルのデータからアセスメントできます。

IABP 挿入による合併症の観察とケア

下肢虚血・末梢神経障害

- IABP では、カテーテルを動脈に挿入し、また安静となるため、下肢血流障害や末梢神経障害が起こる場合があります。
- 足背動脈・後脛骨動脈の触知やドプラーで血流確認を行い、下肢色と冷感の有無、痺れや運動障害の有無を観察します。
- 同一部位が圧迫されないように、体位を調整します。

腹部臓器障害

● バルーンが落ちて腹部大動脈にかかり、腹部主要臓器の血流が障害され、臓器障害を起こす場合があります。

● X線写真でバルーン先端の位置を確認し、先端が落ちている場合は医師に報告します。

正しいバルーン先端位置

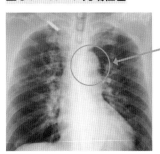

バルーン先端にX線不透過のマーカーがあります。バルーン先端は鎖骨下動脈から約2cm下の胸部大動脈内にあります。

 注目！

【バルーンの固定法】
ドレッシング剤で挿入部を大きく囲むように保護し、ドレッシング剤周囲をテープで固定します。

● 各臓器の検査値異常の有無と腹部障害症状、尿量低下の有無の観察をします。

感染症

● カテーテル挿入部の清潔操作不十分、易感染状態や長期挿入患者の場合、感染を起こす可能性があります。

● 感染データやカテーテル挿入部の発赤・腫脹・痛み、発熱などの観察を行い、カテーテル挿入部をドレッシング剤で固定し、清潔を維持します。

出血

● 抗凝固薬の投与、バルーン表面の血球破壊により血小板が消費され、易出血状態となります。

● ACT150〜200秒を目安に凝固薬投薬量を調整し、貧血と凝固機能値を確認します。

● カテーテル挿入部の出血、血腫の有無を観察し、安静度が守られるよう、鎮痛・鎮静管理や体位の調整を行います。

大動脈解離・血管損傷

● 挿入時の血管損傷や逆行性動脈解離を起こす場合があります。

● 胸背部痛、急激な血圧低下と貧血、意識レベル低下、四肢血流差、腹部症状などの有無を観察します。

IABPバルーン破裂

● 血管の石灰化や蛇行が強い動脈は、バルーンの材質が劣化し、バルーンが破裂する場合があります。

● ヘリウムガス送気管に血液の逆流、砂状血痕を発見したら、医師と臨床工学技士へ連絡し、抜去や入れ替えの準備をしましょう。

管に血液が逆流している

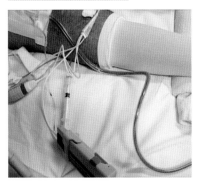

砂状血痕が溜まっている

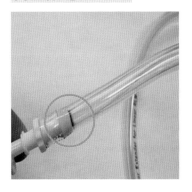

IABP 離脱時の観察

- 離脱基準値に絶対的なものはなく、施設基準や症例により違いがあります。全身状態の変化を観察し、循環の評価を行います。
- 血行動態が改善し安定したら、離脱を開始します。
- 循環が維持できない場合は、離脱を中止したり、循環作動薬・循環血液量を調整することが必要になります。
- 冠動脈血流サポートも少なくなるため、冠動脈血流維持の目的で挿入している場合は、心筋酸素需給バランスの崩れによる虚血症状の有無に注意が必要です。
- 離脱に合わせて心電図を確認し、不整脈の出現や胸部症状などに注意しましょう。

当院における IABP 離脱基準の例

- ・収縮期の血圧が 90mmHg 以上
- ・肺動脈喫入圧（PAWP）20mmHg 以下
- ・不整脈の消失
- ・C.I（心係数）2.0〜2.5L/min/m² 以上

IABP 管理（作動状況の安全確認）とケア

①駆動条件の確認

- 作動条件とヘリウムボンベの残量、コンセントの接続を確認します。

操作パネル

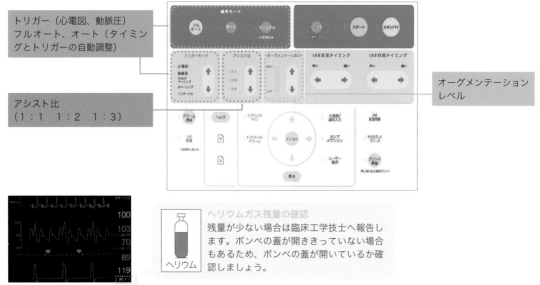

トリガー（心電図、動脈圧）
フルオート、オート（タイミングとトリガーの自動調整）

アシスト比
（1:1 1:2 1:3）

オーグメンテーションレベル

ヘリウムガス残量の確認
残量が少ない場合は臨床工学技士へ報告します。ボンベの蓋が開ききっていない場合もあるため、ボンベの蓋が開いているか確認しましょう。

ヘリウム

この辺りに表示される

②バルーン拡張のタイミング

- バルーン拡張が正しいタイミングで行われているか確認します。

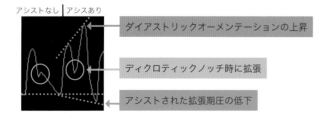

アシストなし｜アシスあり

ダイアストリックオーメンテーションの上昇

ディクロティックノッチ時に拡張

アシストされた拡張期圧の低下

バルーン拡張のタイミングがずれると……
- ・拡張が早い：後負荷増大
- ・拡張が遅い：冠血流増加効果減少
- ・収縮が早い：後負荷減少の効果が減少
- ・収縮が遅い：拍出抵抗が増大して後負荷増大

③ IABP サポート効果の確認

● 拡張期圧増強の効果と収縮減負荷期の効果が維持できているか、拡張期オーグメンテーション圧、平均動脈圧、収縮期血圧を確認します。

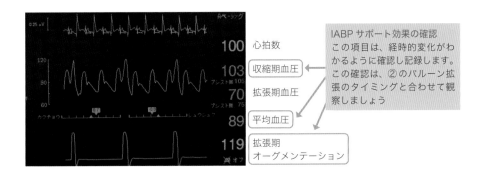

IABP サポート効果の確認
この項目は、経時的変化がわかるように確認し記録します。
この確認は、②のバルーン拡張のタイミングと合わせて観察しましょう

心拍数　100
収縮期血圧　103
拡張期血圧　70
平均血圧　89
拡張期オーグメンテーション　119

④心電図コードの確認

● トリガーが心電図の場合、心電図コードが外れるとトリガーできなくなり、IABP が作動停止します。

⑤ヘリウム送気管の確認

● ヘリウム送気管の屈曲や接続外れ、結露による水滴の貯留などは、誤アラームや誤作動の原因となります。適宜、ヘリウム送気管の確認をします。

⑥アラームの対処

● アラーム時は、アラームの表示を確認します。

注目！

心電図シールが剥がれたり、間違って剥がすことのないように、テープで固定し、IABP が挿入されていることがわかるように表示します。

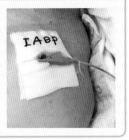

● 基本的には、臨床工学技士が対応する場合がほとんどですが、IABP 作動が停止する場合もあり、早期対応できるように看護師もアラーム原因は確認しましょう。

よくあるアラームの例

アラームの名称	アラームの原因	対応
心電図トリガーアラーム	電極外れや体動・体位などによる心電図波形のノイズでトリガーできなくなる場合がある	心電図電極を確認して貼り直しや体位調整する
	不整脈により、心電図トリガーできなくなる場合がある	医師の指示の下、抗不整脈薬の投与、アシスト比や圧トリガーへの変更などを行う
圧トリガーアラーム	圧トランスデューサーの異常（接続外れ、加圧バックエラーなど）や急な血圧低下により、圧センサーがトリガーできなくなる場合がある	圧トランスデューサーの確認をして正しく接続する、バイタルサインの確認を行い、医師の指示の下、薬剤調整や心電図トリガーへの変更などを行う
オーグメンテーション圧低下アラーム	バルーン拡張のタイミングが合わない時など、オーグメンテーションが低下する場合があり、IABP の効果が不十分となるため注意が必要となる	臨床工学技士にタイミング調整を依頼して、バイタルサインを確認して、医師の指示の下、薬剤調整や循環血液量の補充などを行い、循環動態の安定を図る
ガス漏れアラーム	バルーンリークや破裂、ヘリウムガス送気管の接続不良などにより、ガス漏れを検知することがある	ヘリウムガス送気管に血液漏れがないか確認し、血液漏れがあれば医師・臨床工学技士に連絡し、抜去または入れ替えの準備をする。接続不良があれば正しく接続し直す
高圧アラーム	IABP カテーテル挿入部の屈曲やカテーテルの屈曲などで高圧と感知、アラームが鳴る場合がある	患者の挿入部を安静に保ち、体位調整や鎮痛・鎮静ケアが必要になることもある。バルーン破裂を認めたら、ガス漏れアラーム時のバルーン破裂と同様に対応する

IABP 挿入中の患者の日常生活ケア

苦痛緩和・精神的ケア

- 挿入中は、安静による同一体位の痛みや挿入部の痛みが起こりやすく、苦痛となります。
- 痛みはせん妄リスク因子の一つであり、せん妄が起こると安静の維持が困難となる可能性や、それにより合併症を起こす場合もあります。鎮痛・鎮静薬の投与や体位調整、不安の軽減に努めるケアが重要です。
- マッサージの施行、TV や音楽・ラジオの視聴など、状況の許す範囲で娯楽を取り入れることもケアとして有効です。
- 家族との面会時間を作り、患者さんに安心感を与えるような環境作りましょう。

食事・排泄ケア

- 経口摂取は可能な場合もありますが、臥位であるため誤嚥リスクに十分に配慮し、食事形態も食べやすいものにするなどの調整が必要です。
- 食後は血流支配の変化により循環動態が変動しやすいため、心拍数上昇や血圧低下などに注意が必要です。
- 床上排泄によるストレスや安静による活動低下が原因で便秘になりやすいため、状況により緩下剤を投与します。

呼吸ケア

- 長時間臥位のため誤嚥リスクが高いので、IABP 作動に影響のない範囲での体位の工夫や口腔ケアは重要です。
- 長時間臥位による荷重部無気肺のリスクや、肺うっ血や胸水がある患者さんの場合は、ギャッチアップができないなど、酸素化悪化を起こす可能性があります。呼吸状態に注意して観察し、必要時は ASV やNIPPV などの陽圧換気が必要になる場合もあります。

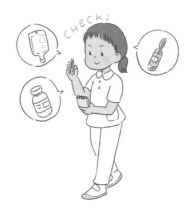

👣 PCPS 挿入前後の看護

▰ PCPS 機器の表示

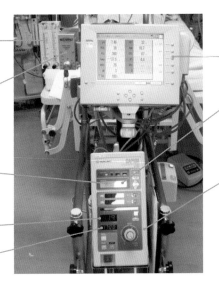

ガス流量計
吹送ガスの流量を吹送ツマミで調節する

酸素ブレンダー
酸素ガスと圧縮空気を混合し吹送ガスの酸素濃度を調整する

流量表示（0.5L/min 以上）
遠心ポンプで送り出している血流量と回転数は比例しないので、流量計で測定して表示される

血流量

回転数

血液ガス情報モニター

エラーメッセージはここに表示される

回転数ダイアル
遠心ポンプの回転数を設定し血流量を調節する
回転により発生した遠心力で血液を送り出す

＊初期設定では「ガス流量：血流量」を1：1にする

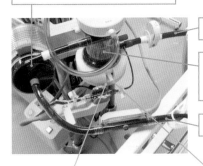

遠心ポンプ
心臓の働きを代行し血液を送り出す

送血側

人工肺
肺の働きを代行

脱血側

注意！ 脱血側は静脈血、送血側は酸素化された血液が流れるがため、比較すると血液の色異なります。
色が同じ場合は、ガス交換が行われていない可能性があります。
➡医師・臨床工学技士にただちに報告しましょう！

注意！ 脱血回路が、つぶれたり振動しているときは、循環血液量不足による脱血不良が疑われます。
➡医師・臨床工学技士にただちに報告しましょう！

血漿漏出（プラズマリーク）
膜表面が蛋白吸着により変性し、孔より血漿成分が出てしまう
ガス交換能が低下するため、回路の交換が必要

ウエットラング
結露した水が出てしまう
酸素ガスをフラッシュすると改善する

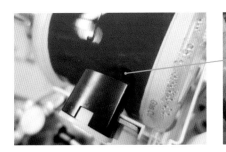

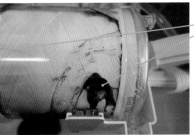

人工肺血栓

遠心ポンプ内血栓
遠心ポンプからの異常音は軸部分での血栓形成の可能性が高い

PCPS 関連合併症

	原因	観察	対応
血栓・塞栓	脱血回路からの混入した空気、ポンプの熱変性や異物接触により形成された血栓の送血	・末梢循環障害徴候（四肢冷感、チアノーゼ） ・各臓器障害の有無（例：脳障害〈意識レベル、瞳孔所見、痙攣、異常腱反射など〉）	・回路管理（脱血側の三方活栓の操作はしない、回路内の空気や血栓の有無観察） ・早期回路交換
感染	免疫能肝機能低下、不潔操作などによる感染	・挿入部位局所の感染徴候の有無（発赤、腫脹、熱感、疼痛） ・創部・ドレーン類の排液の性状 ・検査データ（WBC、CRP）	・清潔操作 ・陰部・全身保清 ・栄養状態の評価
出血	抗凝固療法による血液凝固能の低下	・カテーテル挿入部の出血、血腫の有無。皮下出血の有無と程度 ・血尿・ヘモグロビン尿の有無 ・気管・口鼻腔・消化管出血の有無 ・血液データ（血小板、Hb、Ht、ACT）	・ACT を定期的に測定し 200 秒前後に維持 ・下肢が屈曲しないように固定 ・血小板、新鮮凍結血漿の補充
下肢虚血	カテーテルが大腿動脈に挿入されることによる挿入部より末梢側の血流障害	・送血側下肢動脈（足背、後脛骨動脈）の触知の有無、左右差、または、ドップラーによる確認 ・色調、温度差、チアノーゼの有無 ・ミオグロビン尿（虚血によりミオグロビンが尿中に検出）	・下肢の保温 ・血流障害出現時は医師に報告 ・PCPS 送血側枝から送血肢末梢動脈へエラスター針で送血
その他	送血カニューレ挿入部での内膜損傷による急性動脈解離	—	脱血不可能となるため、PCPS の維持は不可能となる
	代謝性アシドーシス、電解質異常	—	循環血液量の補充、電解質補正、血液浄化
	安静臥位による褥瘡	—	体圧分散マットレスの使用、体位変換、除圧

 注目！

PCPS では、脱血による前負荷の軽減もあり心臓が休めますが、残念ながら後負荷は増加してしまいます。IABP と併用することで、後負荷を軽減できます。

循環管理目標

・補助流量：≧ 2.2 L/min/ m²
・平均動脈圧：≧ 80 mmHg
・中心静脈圧：≧ 5〜15 mmHg
・混合静脈血酸素飽和度：≧ 70%
・尿量：≧ 1 mL/kg/h

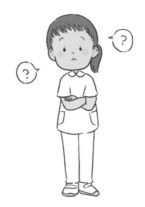

採血は右橈骨動脈から行うけれど、なぜ？

右橈骨動脈は、PCPS の影響が最も少なく、自己肺を評価することができます。

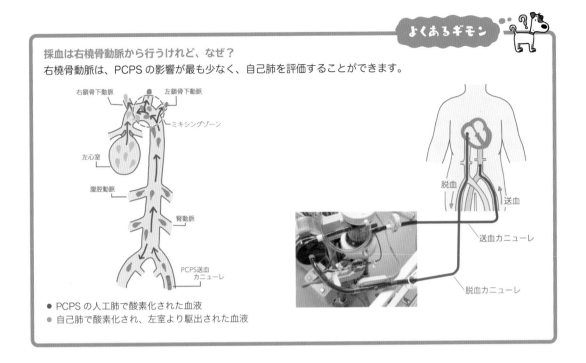

- PCPS の人工肺で酸素化された血液
- 自己肺で酸素化され、左室より駆出された血液

ペースメーカ植込み患者の看護

ペースメーカ植込み術後の看護

- ペースメーカ植込み術は侵襲を伴う処置であり、術後合併症の出現に注意が必要です。

ペースメーカ植込み術後の合併症

・創部の感染兆候（発赤・腫脹・熱感・疼痛） ・出血・血種形成 ・気胸・血胸 ・心タンポナーデ ・リードの先端の位置確認 ・ペースメーカ機能不全　　　　　　　　など

植込み術創部の感染兆候

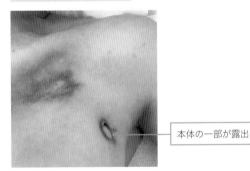

本体の一部が露出

- 創感染は、糖尿病の既往や術前からの低栄養で起こりやすいため、既往歴や栄養状態をチェックしましょう。
- また、心臓疾患がある人は抗凝固薬や抗血小板薬を使用している可能性が高く、術前中止しても早々に内服再開するため、出血や血種の観察は継続的に必要です。

ペースメーカ植込み患者の指導

- 術直後はリードの定着が不十分のため外れやすく、12 誘導心電図・心電図モニター監視し異常波形の早期発見に努め、入院中は植込側の腕を肩よりも上に挙げないことを指導しましょう。
- 入院期間は約 1 週間程度です。退院までに安全な日常生活を送るため以下の注意点を説明しましょう。

退院までに行う患者指導のポイント

- ☑ 自己検脈：ペースメーカ設定の下限値（lower rate）よりも脈拍数が下回ると異常。
- ☑ 創部の観察と保護：創部の感染兆候（発赤・熱感・腫脹・疼痛）の有無を確認する。創部を擦ったり圧迫しない（例：シートベルトをする時はタオルを挟む、ショルダーバック類は反対側の肩にかけるなど）。
- ☑ 運動制限：日常生活に制限はないが、約3カ月間は創部側の腕を激しく動かしたり、体をねじる運動（テニスやゴルフなど）は避け、外来受診時に主治医と相談する。
- ☑ 電磁波の干渉によりペースメーカが誤作動を起こす可能性がある（下記参照）。

一般的に影響が少ないもの	冷蔵庫、食洗器、洗濯機、テレビ、ラジオ、ステレオ、DVD プレーヤー、パソコン、電子レンジ、電気毛布 / 敷布、電気こたつ、ホットカーペット、温水洗浄便座器、電車および公共交通機関、高圧電線、電動式自転車、自家用車、トラクター、伝導工具類、補聴器、血圧計、体温計、心電計
注意事項を守れば安全に使用できるもの	携帯電話、IH 調理器 / 炊飯器、金属探知機 EAS（電子式商品監視システム）、モーターおよびモーター使用機器、配電 / 分電盤、CT 装置
影響があるもの	マッサージチェア、電位布団、家庭用ジアテルミー、体脂肪計、全自動麻雀卓、アマチュア無線、電気自動車の急速充電器、業務無線、発電および変電施設内、高周波溶着器、誘導型溶鉱炉、各種溶接機、脱磁器装置、磁器バイス、電磁石、MRI（ペースメーカの種類により可能な場合がある）、放射線治療器、電気メス、体外式除細動器（AED 含）、電位治療器、ジアテルミー装置、通電鍼治療器、高 / 低周波治療器

これも覚えておこう！

ペースメーカ植込み時の心電図を読もう

- モード設定の見方は p.113 で学びましたが、心電図と照らし合わせて、実際どのように機能しているか、確認できるようにしておきましょう。

（例）DDD（R）60 － 100 設定の場合

心房・心室に興奮（自己 P 派・自己 QRS 派）が起きているかを感知（センシング）

心房から出る興奮（自己 P 派あるいは A ペーシング）した場合、それに合わせて、心室を興奮（自己 QRS あるいは V ペーシング）させている＝これも同期という

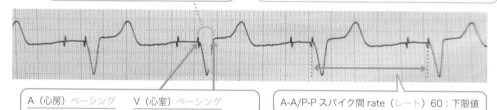

A（心房）ペーシング　　V（心室）ペーシング
A － V 間隔＝ PQ 間隔：A-V delay（ディレイ）で設定

A-A/P-P スパイク間 rate（レート）60：下限値

設定された rate 範囲内で、労作時に必要な心拍数となるように自動調整する。また、心房細動などの心房頻拍時は心室刺激（V ペーシング）が増え過ぎないように rate 設定の上限辺りで抑制している。ペースメーカの種類によって、VVI モードへ自動変更する機能もある。

ペースメーカ不全

種類	オーバーセンシング	アンダーセンシング	ペーシング不全
内容	感知してはならない信号を感知することにより、自己P波やQRS波と誤認識し、ペーシングされない現象	感知しなければならない自己P波あるいはQRS波を感知できずに、ペーシングしてしまう現象	ペーシングのタイミングは正確だが、その後にP波やQRS波が続かない現象
原因	ペースメーカの感知閾値が鋭敏過ぎる	ペースメーカの感知閾値が鈍感すぎる	リードの位置ずれやリードの断線

- ペースメーカ不全（フェラー）のなかで、どれが最も危険でしょうか？ 心臓の動きを思い出しましょう。Aペーシングは心房を刺激（＝P波）することで心房収縮させ血液を心室へ送り、Vペーシングは心室を刺激（＝QRS波）して心室を収縮させ血液を全身に送り出します。ということは、Vペーシングのオーバーセンシングとペーシング不全に注意が必要ですね。

- フェラーを発見したときは慌てず、可能であれば12誘導心電図を実施し、バイタルサインのチェック、自覚症状（胸部症状・めまいや気分不快など）の有無を確認し、医師へ報告しましょう。

（小林純子、羽田野真里香、村中晴美、小林智明）

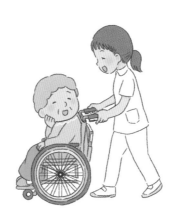

8章

循環器の重要薬剤15

循環器の重要薬剤 15

循環器看護の現場でよく使われる薬剤について、特に代表的なもの・重要なものを 15 点ピックアップして要点を解説します。とくに「ナースがおさえておきたいポイント」は覚えておきましょう。

🐾 フロセミド（ラシックス®など）

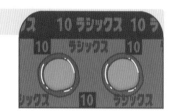

 特徴
- 代表的なループ利尿薬です。
- ループ利尿薬は、ヘンレループの上行脚の Na-K-2Cl チャネルを阻害し、Na（ナトリウム）と K（カリウム）の再吸収を抑制することで、尿浸透圧を上昇して水分も同時に排出され、利尿作用、降圧作用を発揮します。内服薬と静注薬が存在します。
- 腎機能障害がある患者さんにも効果を発揮します。
- そのほかのループ利尿薬には、アゾセミド、トラセミドなどがあります。

 注意点
- 心不全増悪をきたし、下腿浮腫がみられている患者さんは腸管もむくんでいることが多く、吸収率が落ちています。
- 内服薬では十分な効果が期待できないこともあり、入院を有するような心不全患者さんではループ利尿薬の静注を行います。
- 低心機能の患者さんでは、利尿薬の作用により尿量が増加する反面、血圧低下や循環不全をきたすことがあります。

 適応
- うっ血性心不全、高血圧、慢性腎不全。

 副作用
- 代表的な副作用は低カリウム血症です。低カリウム血症では、心室頻拍や心室細動のような危険な不整脈が出現しやすくなります。
- そのため、カリウム製剤の内服やカリウム保持性利尿薬（アルドステロン拮抗薬）を併用し、カリウムが下がりすぎないようにします。

 禁忌
- 重篤な低カリウム血症、低ナトリウム血症、肝性脳症など。

ナースがおさえておきたいポイント

"フロセミド" のココをおさえよう！
- フロセミドは最も一般的な利尿薬で、心不全の患者さんに頻用されます。
- 低カリウム血症に注意します。
- 過度な利尿による脱水や、血圧低下に注意します。

スピロノラクトン （アルダクトン®など）

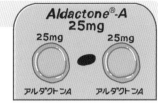

 特徴
- アルドステロン拮抗薬です。
- フロセミドとは異なる作用機序です。腎臓の集合管に存在するアルドステロン受容体に作用し、ナトリウムの再吸収を抑制します。ナトリウムの再吸収が抑制されること（集合管でのナトリウム濃度は上がります）で、同じプラスの荷電を持つカリウムの方は血液の方から集合管に排出されにくくなります。
- このため、血中のカリウムが保持されながら利尿効果も発揮できる薬剤です。
- しかしながら単独では利尿効果が低く、ループ利尿薬を併用してカリウム保持をしながら利尿を促すといった使い方がされます。
- また、降圧薬として使われることもあります。
- ほかのアルドステロン拮抗薬には、エプレレノン（内服薬）、カンレノ酸カリウム（静注薬）があります。

 注意点
- 腎機能障害がありカリウム排出能力が低下している患者さんに使用すると、高カリウム血症をきたすことがあります。

 適応
- 高血圧、うっ血性心不全。

 副作用
- 代表的な副作用は、高カリウム血症です。重篤な高カリウム血症となると危険な不整脈（テント状T波、心室細動など）が出現します。
- スピロノラクトンには、男性ホルモンと女性ホルモンのバランスを崩し、男性に対して使うと女性化乳房という副作用が出ることがあります。エプレレノンは、その副作用は少ないとされています。

禁忌
- 高カリウム血症、急性腎不全など。

ナースがおさえておきたいポイント

"スピロノラクトン" のココをおさえよう！
- ループ利尿薬と併用し、カリウム保持しながら利尿効果を期待できる薬剤です。
- 単独では利尿効果が小さく、降圧薬として使われることもあります。
- 腎機能障害の人に使用する場合は、高カリウム血症に注意が必要です。

8章

循環器の重要薬剤

15

🐾 トルバプタン （サムスカ®など）

サムスカOD錠7.5mg

 特 徴
- 集合管にあるバソプレシン V₂ 受容体に作用し、集合管での水の再吸収を抑制します。
- 強力な利尿効果があります。
- 心不全の患者さんは、体液貯留に伴う低ナトリウム血症であることが多く、ループ利尿薬の作用が減弱していることがあります。そのため、低ナトリウム血症がある心不全の患者さんにループ利尿薬と併用して使うと、利尿効果を期待できます。

 注意点
- 強力な利尿効果があるため脱水症の原因となったり、また水のみが体外へ排出されるために血中ナトリウム濃度が急激に上昇することがあります。
- そのため、トルバプタンを初めて開始する場合や、量を増量する場合は、入院での開始、調整が安全です。

 適 応
- うっ血性心不全、常染色体優性多発性嚢胞腎、肝硬変、SIADH（抗利尿ホルモン不適合分泌症候群）。

 副作用
- 代表的な副作用は、脱水症、高ナトリウム血症です。
- 急激な利尿作用により血中ナトリウム濃度が上昇し、脳浮腫が起こることがあり、意識障害を引き起こすこともあります。

 禁 忌
- 高ナトリウム血症、高度腎機能障害、口渇を感じないまたは水分摂取ができない患者さんなど。

ナースがおさえておきたいポイント

"トルバプタン" のココをおさえよう！
- 強力な利尿作用があるため、脱水症となることがあります。患者さんが口渇を感じていたら、飲水を促すようにしましょう。
- 開始直後や増量直後の、尿量や口渇の有無に注意しましょう。

アスピリン（バイアスピリン® など）

特 徴
- 代表的な抗血小板薬です。
- シクロオキシゲナーゼを阻害し、トロンボキサン A2 の産生が抑制され、止血における血小板機能を低下させます。
- 循環器領域では、急性冠症候群や狭心症患者、経皮的冠動脈形成術後、下肢閉塞性動脈硬化症の患者さんに、血栓生成防止のため使用されます。

注意点
- 急性冠症候群が疑われる場合は、即効性を期待して咀嚼（かみ砕くこと）させ、カテーテル前に内服させます。
- 血小板凝集を抑制し血栓形成を抑制する一方で、出血しやすくなり、止血にも時間がかかるようになります。

適 応
- 狭心症、不安定狭心症、心筋梗塞、脳梗塞、経皮的冠動脈形術後、冠動脈バイパス術後など。

副作用
- 出血、消化性潰瘍、アスピリン喘息を引き起こすこともあります。

禁 忌
- 消化性潰瘍、出血傾向、アスピリン喘息など。

ナースがおさえておきたいポイント

"アスピリン" のココをおさえよう！
- 急性冠症候群では、患者さんにかみ砕いて内服してもらいます。
- 冠動脈疾患を有する患者さんが、かなり高い割合で内服している内服薬のうちの一つです。メジャーである反面、消化性潰瘍や出血のリスクがあるため、高齢者など薬の作用が強く出やすい人がアスピリンを内服している場合は、貧血の有無にも注意しましょう。
- 貧血がある場合は、上部消化管消化性潰瘍によることもありますので、腹痛や黒色便の有無についても患者さんに聞いてみましょう。
- 手術など出血が予想される場合は、休薬が必要なことがあります。休薬の必要性を医師に確認しましょう。

クロピドグレル（プラビックス®など）

特徴
- 抗血小板薬です。
- 循環器領域では冠動脈ステント留置前後に、アスピリンと共に内服する「抗血小板薬2剤内服療法（DAPT）」にて用いられる薬です。
- チエノピリジン系抗血小板薬であり、アスピリンと作用機序が異なります。
- ステント留置後はステント内血栓ができやすい状態（ステント血栓症）となっており、それを防ぐ目的があります。ステント血栓症は発症すると心筋梗塞に直結し、致死的にもなりうる恐ろしいものです。
- そのほか、チエノピリジン系で有名なものにプラスグレル（エフィエント®）があります。

注意点
- 急性冠症候群の患者さんが緊急カテーテル治療となる場合や、定例のカテーテル治療の患者さんの手術前には、DAPT（アスピリン＋クロピドグレル or プラスグレル）を内服しているか必ず確認しましょう。
- 急性冠症候群でDAPTを常用していない人には、チエノピリジン系抗血小板薬は効果発現のためローディング（高用量内服）が必要です。クロピドグレルは300 mg、プラスグレルは20 mgです。
- 日本人には、体質的にクロピドグレルが効きにくい人が20％いるといわれています。
- ステント血栓症の既往がある人は、プラスグレルへの変更が安全です。

適応
- 狭心症、不安定狭心症、心筋梗塞、脳梗塞、経皮的冠動脈形術後、下肢閉塞性動脈硬化症など。

副作用
- 出血、出血性潰瘍。

禁忌
- 消化性潰瘍、出血傾向。

> **ナースがおさえておきたいポイント**

"クロピドグレル"のココをおさえよう！
- ステント留置前後に行われる抗血小板薬2剤内服療法：DAPT（アスピリン＋クロピドグレル or プラスグレル）に用いられます。
- 内服していないままステント留置を行うと、ステント血栓症を引き起こすことがあるので、カテーテル術前に必ずDAPTが内服されているか確認しましょう。
- 外科手術前にクロピドグレル休薬が必要な場合があるため、医師に確認しましょう。

ワルファリン（ワーファリンなど）

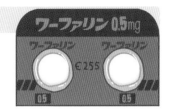

 特 徴
- 抗凝固薬です。
- 抗血小板薬は凝集（傷口をふさぐイメージ）を抑制し血栓形成を防ぎますが、抗凝固薬はフィブリンというタンパク質の形成を抑制し、血餅（血球を絡みこんだ組織塊、血小板でふさがった穴をさらに血餅で固めて止血するイメージ）ができるのを防ぎます。
- アスピリンやクロピドグレルとは、作用機序が違う抗血栓薬です。
- 心房細動や機械弁の患者さんに使用し、血栓形成を防ぎます。
- すでにできた血栓を溶かす目的でも使用され、深部静脈血栓症や肺塞栓症にも用いられます。

注意点
- 心房細動の患者さんは、不規則な左房の収縮により血液の停滞が生じ、血栓が左房内に生じやすくなります。左房にできた血栓が脳へ飛んでしまうと脳梗塞を引き起こします。
- 機械弁は人工物であり、弁のまわりに血栓ができやすく、同じく塞栓症の原因となるため、ワルファリンの内服が必要です。
- 納豆やクロレラはビタミンKをたくさん含んでおり、ワルファリンの効き目を弱くしてしまいます。
- 採血でのPT-INR（プロトロンビン時間国際標準比）という指標を使い、効き目をチェックする必要があります。年齢などによりコントロール幅が異なり、一般的には2〜3でコントロール良好ですが、高齢（70歳以上）の心房細動の患者さんでは出血のリスクを考慮して1.6〜2.6ほどが推奨されます。
- いくつか拮抗薬（ビタミンK製剤など）が存在し、INRが延長しすぎた場合や出血傾向となった場合は、拮抗薬を投与することがあります。

 適 応
- 心房細動、機械弁置換後、深部静脈血栓症、肺血栓塞栓症など。

 副作用
- 出血。

 禁 忌
- 出血傾向、妊婦（催奇形性があります）など。

ナースがおさえておきたいポイント

"ワルファリン"のココをおさえよう！
- 心房細動や機械弁、肺塞栓症などの患者さんに用いられます。
- 血栓形成を防ぐとともに血栓溶解にも使用でき、予防と治療の両方を兼ねた薬剤です。
- 納豆やクロレラなどビタミンKを多く含まれる食材は、ワルファリンの効果を減弱させますので、食べられません。患者さんに確認しましょう。

リバーロキサバン （イグザレルト®など）

 特徴
- ワルファリンとは異なる作用機序（直接第Ⅹa因子阻害）を持つ抗凝固薬です。直接作用型経口抗凝固薬（DOAC）と呼ばれます。
- PT-INRを用いたモニタリングが必要なく、安定した抗凝固作用をもたらします。
- また、ビタミンKに関与しない作用機序のため、納豆やクロレラを食べても作用機序が減弱しません。
- ほかに同じ作用機序の薬には、アピキサバン、エドキサバン、似たような作用機序の薬剤にはダビガトランがあります（いずれもDOACです）。

 注意点
- 用途はワルファリンと同じで、心房細動や深部静脈血栓症の血栓予防や血栓溶解に使用されますが、機械弁の患者さんには使えず、また心房細動も人工弁置換術後や僧帽弁狭窄症に伴う心房細動（非弁膜症性心房細動）には使用できません。
- 腎機能障害や年齢や体重による減量基準があり、高度腎機能障害患者や透析患者には使用できません。

 適応
- 非弁膜症性心房細動、深部静脈血栓症、肺血栓塞栓症。

 副作用
- 出血。

 禁忌
- 出血傾向、高度腎機能障害、透析患者など。

ナースがおさえておきたいポイント

"リバーロキサバン" のココをおさえよう！
- 心房細動、肺塞栓症などの患者さんに用いられます。
- INRをチェックする必要がなく安定した作用を期待できますが、過剰に作用して出血傾向となる可能性がないとはいえないため油断は禁物です。
- 拮抗薬が使用できないDOACがあります。
- 高度な腎機能障害患者、透析患者には過剰に作用していまい、出血傾向となる可能性が高いため、使用できません。

ドブタミン（ドブトレックス®など）

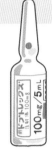

特徴
- 心収縮力を高めるカテコラミン（神経伝達物質）です。静注薬です。内服薬はありません。投与速度によって異なる作用をもたらします。
- 末梢循環不全を伴う心不全の患者さん（低心拍出症候群〈LOS〉ともいわれます。よく病棟内で「ロス」とも呼ばれます）の心収縮をサポートし、心拍出量を増やす作用があります。

注意点
- 低用量（5 γ 未満〈γ は「ガンマ」と読みます。μg/kg/min ＝ γ〉）では心収縮力を高める一方、末梢血管抵抗を下げ後負荷（心臓にとって "後" に存在する負荷のことで、後負荷を下げることで心臓の負担が減ります）を下げる作用があります。
- 高用量（5 γ 以上）では、心収縮力の増強、心拍数の増加、血圧上昇作用がありますが、昇圧薬として使用されることはまれです。

 適応
- うっ血性心不全、低心拍出性症候群（LOS）。

 副作用
- 催不整脈（心拍数を上げる作用があり、不整脈を起こしやすくなります）。

 禁忌
- 閉塞型肥大型心筋症（収縮力増加により狭窄部の圧較差が増悪します）。

ナースがおさえておきたいポイント

"ドブタミン" のココをおさえよう！
- 低心機能による低心拍出によって末梢循環不全となっている心不全患者に用いられます。
- 投与速度によって作用が変わってきます。
- γ（ガンマ）の計算に慣れておきましょう。毎回計算するのは大変なので、臨床では計算アプリなども有効です。

 根拠 γ（ガンマ）計算の考え方

$$1\ \gamma = \frac{0.06 \times W}{濃度}\ [\text{mL/h}]$$

> 下記のように証明できなくてもよいので、この式を覚えましょう。

γ（ガンマ）＝ μg/kg/min　です。

$1\ \gamma = 1\ [\mu\text{g/kg/min}]$

$= 1 \times W\,(体重)\ [\mu\text{g/min}]$

$= 1 \times W \times \dfrac{1}{1,000}\ [\text{mg/min}]$

$= 1 \times W \times \dfrac{60}{1,000}\ [\text{mg/h}]$

$= 0.06 \times W\ [\text{mg/h}]$

$= 0.06 \times W \div (薬剤の濃度\ [\text{mg/mL}])\ [\text{mg/h}]$

$= \dfrac{0.06 \times W}{濃度}\ [\text{mL/h}]$

> /kg を消すために、体重をかけています。
> $1\ \mu\text{g/min} = \dfrac{\mu\text{g/min}}{W\ \text{kg}}$
> $W\ \mu\text{g/min} = 1\ \mu\text{g/kg/min}$

> $1\text{mg} = \dfrac{1}{1,000}\mu\text{g}$

> $1\text{h} = 60\text{min}$

> シリンジポンプ・輸血ポンプでの投与速度になりました！

この式を使って計算すると……

$1\ \gamma = \dfrac{0.06 \times 50}{0.1} = 30\ [\text{mL/h}]$　（体重 50kg、濃度 0.1mg/mL の場合）

$0.02\ \gamma = 0.6\ [\text{mL/h}]$　（0.02 γ から開始した場合）

ピモベンダン （アカルディ®など）

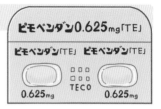

 特徴
- 経口強心薬です。
- ホスホジエステラーゼ（PDE）Ⅲ阻害薬で、心収縮力を高める作用があります。

 注意点
- 多くの研究で経口強心薬に長期予後改善効果がないことが証明されていますが、QOL の改善や耐運動能の改善には有効とされています。
- また、静注強心薬からの離脱目的に使用されることもあります。
- 生命予後の改善には使用を勧められておらず、長期的な使用ではなく一時的な使用にとどめることを心掛けます。

 適応
- うっ血性心不全、低心拍出性症候群（LOS）。

 副作用
- 催不整脈（心拍数を上げる作用があり不整脈を起こしやすくなります）。

禁忌
- 絶対的な禁忌はありません。
- ドブタミンでの禁忌である閉塞性肥大型心筋症は、慎重投与となっています。

ナースがおさえておきたいポイント

"ピモベンダン" のココをおさえよう！
- 低心機能による低心拍出によって末梢循環不全となっている心不全患者に用いられます。
- 内服での強心薬です。
- 漫然と投与することは生命予後の改善にはつながらないため、QOL の改善や耐運動能の向上のための一時的な使用が推奨されています。

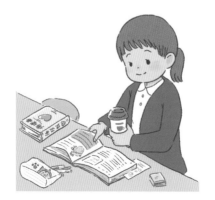

アドレナリン （ボスミン®、エピペン®など）

 特徴
- 末梢血管の収縮による強力な昇圧作用と心拍上昇、心収縮力増加作用があるカテコラミンの一種で、心停止時やアナフィラキシーショック、造影剤アレルギーに用いられます。
- また、気管支拡張作用もあり、重症気管支喘息の治療に用いられることもあります。
- 救命救急の現場で頻用されます。

 注意点
- 成人の心停止時は 1 回あたり 1 mg を静脈注射で投与しますが、アナフィラキシーショック時は 1 回あたり 0.3 mg を筋肉注射で投与します。
- 非心停止患者さんに静注を行うと、その強力な交感神経刺激作用により致死的不整脈を引き起こすこともあります。
- 循環器領域の患者さんはβ遮断薬を内服している人が多く、アナフィラキシーショックに対してアドレナリンが効きにくいことがあります。その場合は、グルカゴンという薬剤を投与することもあります。

 適応
- 心停止時、ショック時の補助治療、アナフィラキシーショック、気管支喘息など。

 副作用
- 催不整脈（心拍数を上げる作用があり、不整脈を起こしやすくなります）。

禁忌
- α遮断薬を内服中の患者さんなど。

ナースがおさえておきたいポイント

"アドレナリン" のココをおさえよう！
- 心停止時やアナフィラキシーショック発症時などに使用する、救命にかかわる薬剤です。
- 使用用途によって投与方法、投与量が異なるため、かならず投与前に医師に確認しましょう。
- アナフィラキシーショック発症時にアドレナリンが無効な場合は、β遮断薬を内服していないか確認しましょう。内服している場合は、グルカゴンが有効です。

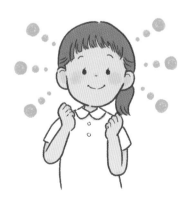

ノルアドレナリン

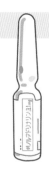

 特 徴
- 末梢血管収縮による強力な昇圧作用を持つカテコラミンです。
- 敗血症性ショック（細菌の毒素により末梢血管が拡張し血圧低下をきたす病態）に対して頻用されます。循環器領域でも低血圧を伴う心原性ショックに用いられます。
- 『急性・慢性心不全診療ガイドライン』上も、心原性ショックでドブタミン併用後も末梢循環不全や平均動脈圧低値（65mmHg 未満）が続く場合は、ノルアドレナリン投与を推奨しています。

 注意点
- ドブタミンには、150 mg/50 mL シリンジや点滴バッグ製剤のような、すでに希釈されている製品がありますが、ノルアドレナリンにはそのような製剤はなく、自分で生理食塩水で希釈してから使用することが必要です。施設によって組成が異なるので、その施設でやり慣れた作り方に従いましょう。
- 日本では、投与量はγ（μg/kg/min）計算がよく用いられます。計算に慣れておきましょう。

> **注目！**
>
> 生理食塩水 45mL にノルアドレナリン 5A（5mg）で、濃度 0.1mg/mL となります。
> 体重が 50kg の人では 1γあたり 30mL/h となります。
> 血圧によって、0.02γから開始し、最大 1γで調整します。
> （この組成の場合、開始速度が 0.6mL/h で最大 30mL/h となります。）

 適 応
- 敗血症性ショック、心原性ショック、急性低血圧。

 副作用
- 催不整脈（心拍数を上げる作用があり、不整脈を起こしやすくなります）。一方で徐脈となることもあります。

 禁 忌
- ドパミンとの併用など。

ナースがおさえておきたいポイント

"ノルアドレナリン" のココをおさえよう！
- 敗血症性ショック、心原性ショックなどに用いられる、昇圧作用の強い薬剤です。
- γ（ガンマ）の計算に慣れておきましょう。毎回計算するのは大変なので、臨床では計算アプリなども有効です。

ビソプロロール（メインテート®など）

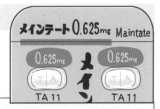

特徴 ● β遮断薬であり、心拍数や心収縮力を抑える作用があります。

根拠 慢性心不全患者さん心臓は収縮力が落ちており、交感神経が賦活（活発化すること）されて心拍数を上げたり、収縮を補おうとして心筋が肥大して心拡大をきたします。このことを「リモデリング」と呼びます。
肥大した心臓は健康な心臓とは異なり、固く、拡張できなくなっていきます。心臓がうまく血液を送り出すには収縮のみならず、拡張も大切です。拡張がうまくできないため、心拍出量が落ちて慢性心不全増悪をきたします。
それをβ遮断薬で抑えることにより、長期的な慢性心不全の急性増悪発症を抑制します。

● また降圧作用もあり、本態性高血圧症にも用いられます。
● 頻脈性心房細動などの頻脈性不整脈の心拍数調整にも用いられます。
● ほかの心不全に用いられるβ遮断薬には、カルベジロールがあります。ビソプロロールはβ1選択性が高く、喘息患者さんにも用いられますが、カルベジロールはβ1非選択性で気管支攣縮を引き起こすことがあり、喘息患者さんには使いづらい薬剤です。

 注意点 ● 心拍数を下げたり、心収縮力を抑える作用があるため、急性心不全時に用いるとかえって心不全を悪くすることがあります。
● まずは利尿薬で心不全を代償させてから、β遮断薬を用いるのが安全です。

 適応 ● 頻脈性心房細動、慢性心不全、本態性高血圧症、心室性期外収縮など。

 副作用 ● 徐脈、低血圧など。

 禁忌 ● 高度徐脈、房室ブロック、洞不全症候群、非代償性心不全、心原性ショックなど。

ナースがおさえておきたいポイント

"ビソプロロール" のココをおさえよう！
● 心拍数や心収縮力を抑える薬剤です。
● 心不全の患者さんの長期的な予後を改善する効果があります。
● 喘息の患者さんに使えるβ遮断薬を確認しておきましょう。

アミオダロン（アンカロン®など）

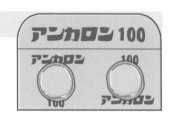
アンカロン100

 特徴
- 抗不整脈薬であり、幅広いチャネルに作用します（チャネルとは、心臓の電気信号伝達に関わるタンパク質です）。
- Kチャネル、Caチャネル、Naチャネルの抑制、β遮断作用もあり、さまざまな不整脈を抑制します。
- 特に心室性不整脈（心室頻拍、心室細動）に用いられます。

注意点
- 抗不整脈全般にいえることですが、心拍数を下げたり、心収縮力を抑える作用があるため、心駆出率が低下している人に抗不整脈を用いると心不全が増悪することがあります。
- 一方で、アミオダロンは心収縮力を抑える作用がほかの抗不整脈薬よりも緩やかであるため、低心機能の患者さんに使用することができます。
- 有名な副作用には甲状腺機能低下症、間質性肺炎、肝機能障害があります。定期的な採血、X線検査にて甲状腺、肺、肝臓の経過観察を行うことが必要です。
- 特に間質性肺炎を発症した場合、予後は悪く、注意が必要です。

 適応
- 心室細動、心室頻拍、心不全に伴う心房細動など。

 副作用
- 甲状腺機能低下症、間質性肺炎、肝機能障害、血圧低下など。

 禁忌
- 高度徐脈、房室ブロック、洞不全症候群、非代償性心不全、心原性ショックなど。

ナースがおさえておきたいポイント

"アミオダロン"のココをおさえよう！
- 低心機能患者さんに使用でき、さまざまな不整脈に対して強力な効果がある抗不整脈薬である一方、重篤な副作用も持っている、いわば「諸刃の剣」です。
- 乾性咳嗽が出現した場合は、アミオダロンの副作用による間質性肺炎の発症が疑われます。医師に確認しましょう。

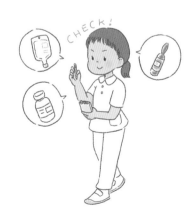

硝酸イソソルビド〈ISDN〉（ニトロール®など）

 特徴
- 全身の血管（特に静脈）を拡張させて降圧効果を発揮する降圧薬です。
- また冠動脈拡張作用もあり、急性冠症候群、安定型狭心症にも有効です。
- 静脈を拡張することで前負荷が軽減され、心負荷が軽減されます。また動脈にも作用し、後負荷も軽減されることでも心負荷が軽減されます。
- よって、血圧が保たれている（特にクリニカルシナリオ 1〈CS 1〉のような）心不全発症時にも使用できます。
- 点滴アンプルから直接吸って投与したり、点滴バックで持続投与したり、スプレー製剤に舌下投与したりと、さまざまな使用方法があります。

 注意点
- 漫然と使用していると耐性が生じ、作用が減弱します。短期間の使用を心掛けましょう。
- 長期の使用により効果が減弱している場合は、一時的な休薬を行うと効果が戻ります。

 適応
- 狭心症、冠攣縮性狭心症、急性冠症候群、急性心不全など。

 副作用
- 血圧低下など。

禁忌
- 低血圧症、ショック、右室梗塞など。

ナースがおさえておきたいポイント

"硝酸イソソルビド（ISDN）" のココをおさえよう！
- 急性期に使用される、降圧薬、冠拡張薬です。
- 血圧が高い急性心不全にも使用できます。
- 漫然と使用していると効果が減弱します。

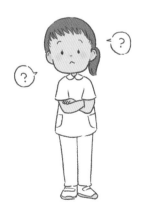

カルペリチド（ハンプなど）

 特 徴

- 血管を拡張させるとともに、利尿作用もある薬剤です。
- 動脈の拡張作用により、後負荷を減らして心負荷を軽減します。
- 交感神経抑制など心保護作用もあり、心不全の急性期に使用されます。
- 点滴持続投与にて使用します。フロセミドと異なり、電解質バランスを崩しにくい利尿作用を持ちます。
- 日本で開発された薬剤です。

 注意点

- 降圧作用を持っており、低血圧患者には使用できません。

適 応

- 急性心不全など。

 副作用

- 血圧低下など。

 禁 忌

- 低血圧症、ショック、右室梗塞、など。

ナースがおさえておきたいポイント

"カルペリチド" のココをおさえよう！

- 急性期に使用される利尿薬です。降圧作用も併せ持ちます。
- 血圧が高い急性心不全にも使用できます。
- 上記から、心不全治療薬であるともいえます。
- 急性心不全での交感神経賦活化を抑える心保護作用もあります。

（堀 光一朗）

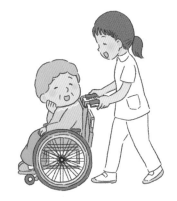

引用・参考文献

🐾 2章　循環器疾患の特徴 --

1) 日本循環器学会 / 日本心不全学会合同ガイドライン：急性・慢性心不全診療ガイドライン（2017年改訂版）. 12. https://www.j-circ.or.jp/cms/wp-content/uploads/2017/06/JCS2017_tsutsui_h.pdf（2021年12月19日閲覧）

2) 厚生労働省. 脳卒中、心臓病その他の循環器病に係る診療提供体制の在り方に関する検討会. 脳卒中、心臓病その他の循環器病に係る診療提供体制の在り方について（平成29年7月）

3) 前掲書1）. 13.

4) Forrester JS, et al : Medical therapy of acute myocardial infarction by application of hemodynamic subsets（second of two parts）. N Engl J Med. 1976, 295（24）, 1404-13.

5) Nohria, A. et al. Clinical assessment identifies hemodynamic profiles that predict outcomes in patients admitted with heart failure. J Am Coll Cardiol. 2003, 41, 1797-1804.

6) 前掲書1）. 75.

7) Mebazaa A, Gheorghiade M, Piña IL, et al. Practical recommendations for prehospital and early in-hospital management of patients presenting with acute heart failure syndromes. Crit Care Med. 2008, 36, S129-S139.

8) 日本循環器学会 / 日本心不全学会合同ガイドライン：心筋症診療ガイドライン（2018年改訂版）. 12. https://www.j-circ.or.jp/cms/wp-content/uploads/2018/08/JCS2018_tsutsui_kitaoka.pdf（2021年12月19日閲覧）

9) 日本循環器学会 / 日本心臓血管外科学会 / 日本胸部外科学会 / 日本血管外科学会合同ガイドライン：2020年改訂版 大動脈瘤・大動脈解離診療ガイドライン. 17. https://www.j-circ.or.jp/cms/wp-content/uploads/2020/07/JCS2020_Ogino.pdf（2021年12月19日閲覧）

10) TASC II Working Group（日本脈管学会訳）. 下肢閉塞性動脈硬化症の診断・治療指針 II（第1版）. メディカルトリビューン. 2007, 1-109.

11) 2014年度合同研究班報告：末梢閉塞性動脈疾患の治療ガイドライン（2015年改訂版）. 13. https://www.j-circ.or.jp/cms/wp-content/uploads/2020/02/JCS2015_miyata_h.pdf（2021年12月19日閲覧）

12) 2016-2017年度活動：【ダイジェスト版】感染性心内膜炎の予防と治療に関するガイドライン（2017年改訂版）. 11. https://www.j-circ.or.jp/cms/wp-content/uploads/2017/07/JCS2017_nakatani_d.pdf（2021年12月19日閲覧）

13) 循環器病の診断と治療に関するガイドライン（2008年度合同研究班報告）：急性および慢性心筋炎の診断・治療に関する ガイドライン（2009年改訂版）. 5. https://www.j-circ.or.jp/cms/wp-content/uploads/2020/02/JCS2009_izumi_h.pdf（2021年12月19日閲覧）

14) 前掲書13）. 8.

🐾 3章　循環器系の症状・観察ポイント --

1) 医療情報科学研究所編. 病気がみえる vol2 循環器. 第3版. 東京, メディックメディア, 2021, 432p.

2) 心臓血管研究所付属病院編. 循環器診療レジデント・ザ・ベーシック. 改訂第2版. 東京, メジカルビュー社, 2021, 528p.

3) 高木永子監. 看護過程に沿った対症看護. 第5版. 東京, 学研メディカル秀潤社, 2018, 900p.

4) 国立循環器病センター看護部編. 標準 循環器疾患マニュアル. 改訂版. 名古屋, 日総研出版, 2004, 734p.

5) 百村伸一監修. 見てできる臨床ケア図鑑 循環器ビジュアルナーシング. 学研メディカル秀潤社, 2014, 384p.

6) 川島みどり編. 内科系実践的看護マニュアル. 東京, 看護の科学社, 1995, 966p.

🐾4章　循環器疾患の看護

1) 道又元裕総監修. ICU3年目ナースのノート. 名古屋, 日総研出版, 2013, 175p.

2) 国立循環器病センター看護部編. 標準 循環器疾患マニュアル. 改訂版. 名古屋, 日総研出版, 2004, 734p.

3) 医療情報科学研究所編. 病気がみえる vol2 循環器. 第3版. 東京, メディックメディア, 2021, 432p.

4) 大八木秀和監修. かんテキ循環器. 大阪, メディカ出版, 2019, 456p.

🐾6章　循環器の検査

1) Rudski, LG. et al. Guidelines for the echocardiographic assessment of the right heart in adults: a report from the American Society of Echocardiography endorsed by the European Association of Echocardiography, a registered branch of the European Society of Cardiology, and the Canadian Society of Echocardiography. J Am Soc Echocardiogr. 23(7), 2010, 685-713.

🐾7章　循環器の機器

1) 岡本洋史. ［特集］ICUの基本となる重症患者の全身評価〜"by system"で全身状態をもれなく迷いなく評価し, 適切な治療を行おう！：②循環の評価. レジデントノート. 18 (12), 2016, 2236-41.

2) 森口慎吾. IABPの適応・禁忌・合併症. 重症集中ケア. 2017年12月・2018年1月号. 2017, 13-7.

3) 向原伸彦監. 山名比呂美編. はじめての補助循環. 大阪, メディカ出版, 2013, 28-69.

4) 心臓血管研究所付属病院編. 循環器診療レジデント・ザ・ベーシック. 改訂第2版. 東京, メジカルビュー社, 2021, 56-9.

5) 日本集中治療教育研究会（JSEPTIC）. ［JSEPTIC CE教材シリーズ. 対象：レベル1 ICUで働く新人CE（1〜3年目程度）］大動脈内バルーンポンピング」http://www.jseptic.com/ce_material/update/ce_material_11.pdf（2022年1月14日閲覧）

6) 日本メドトロニック株式会社パンフレット. ペースメーカって, 何ですか? 22.

7) 山下武志ほか. 看護師・検査技師・研修医のためのペースメーカー心電図が好きになる！ 改訂第2版. 東京, 南江堂, 4, 9, 18, 48-51.

索引

索 引

振り返りテストダウンロード方法

本書の資料は、WEB ページからダウンロードすることができます。以下の手順でアクセスしてください。

■メディカ ID（旧メディカパスポート）未登録の場合

メディカ出版コンテンツサービスサイト「ログイン」ページにアクセスし、「初めての方」から会員登録（無料）を行った後、下記の手順にお進みください。

https://database.medica.co.jp/login/

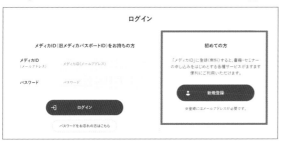

■メディカ ID（旧メディカパスポート）ご登録済の場合

①メディカ出版コンテンツサービスサイト「マイページ」にアクセスし、メディカ ID でログイン後、下記のロック解除キーを入力し「送信」ボタンを押してください。

https://database.medica.co.jp/mypage/

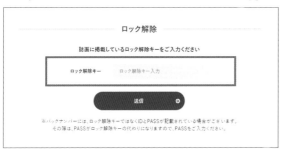

②送信すると、「ロックが解除されました」と表示が出ます。「ファイル」ボタンを押して、一覧表示へ移動してください。

③ダウンロードしたい資料のサムネイルを押すと「ダウンロード」ボタンが表示され、資料のダウンロードが可能になります。

ロック解除キー　Jun2022kan

＊WEB ページのロック解除キーは本書発行日（最新のもの）より 3 年間有効です。有効期間終了後、本サービスは読者に通知なく休止もしくは終了する場合があります。

＊メディカ ID・パスワードの、第三者への譲渡、売買、承継、貸与、開示、漏洩にはご注意ください。

＊ロック解除キーの第三者への再配布、商用利用はできません。データは研修ツール（講義資料・配布資料など）としてご利用いただけます。

＊図書館での貸し出しの場合、閲覧に要するメディカ ID 登録は、利用者個人が行ってください（貸し出し者による取得・配布は不可）。

＊雑誌や書籍、その他の媒体および学術論文に転載をご希望の場合は、当社まで別途お問い合わせください。

＊ダウンロードした資料をもとに作成・アレンジされた個々の制作物の正確性・内容につきましては、当社は一切責任を負いません。

NEW はじめての循環器看護―"なぜ"からわかる、ずっと使える！

2022年5月10日発行　第1版第1刷

監　修　山下　武志

編　著　公益財団法人 心臓血管研究所付属病院

発行者　長谷川 翔

発行所　株式会社メディカ出版

〒532-8588

大阪市淀川区宮原3-4-30

ニッセイ新大阪ビル16F

https://www.medica.co.jp/

編集担当　江頭崇雄

装　幀　クニメディア株式会社

本文イラスト　はやし ろみ

組　版　株式会社明昌堂

印刷・製本　株式会社シナノ パブリッシング プレス

© Takeshi YAMASHITA, 2022

本書の複製権・翻訳権・翻案権・上映権・譲渡権・公衆送信権（送信可能化権を含む）は、（株）メディカ出版が保有します。

ISBN978-4-8404-7872-4　　　　　　　　　　　　　Printed and bound in Japan

当社出版物に関する各種お問い合わせ先（受付時間：平日9：00～17：00）
●編集内容については、編集局 06-6398-5048
●ご注文・不良品（乱丁・落丁）については、お客様センター 0120-276-115